最新インプラント治療

最先端の歯科治療を安全に受けるために

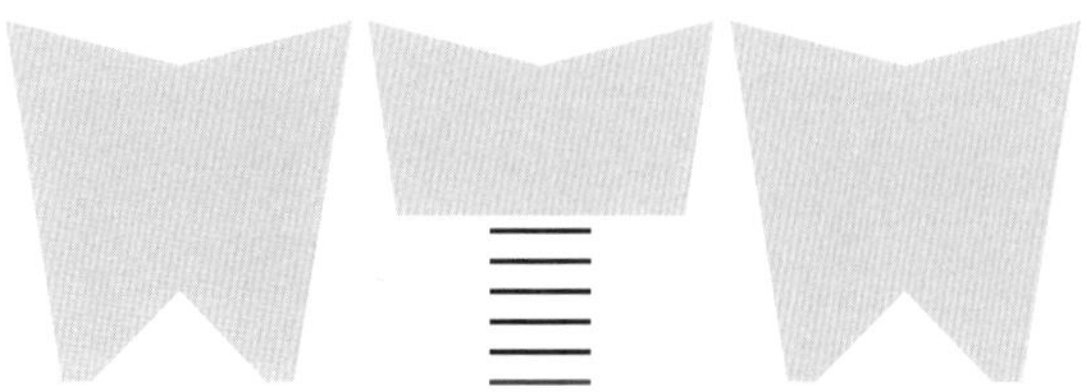

覚本 貴仁
KAKUMOTO Takahito

国際口腔インプラント学会認定医

阿部出版

はじめに

この本を手にしていただいているということは、ご自身やご家族が歯を失って困っておられるということろかもしれません。あるいは、使っている入れ歯が合わずに、おいしく食事がとれないと悩まれているかもしれません。

もし歯を失って、そのまま放置してしまうと、見た目や食事の問題だけでなく、ゆくゆくは全身の健康にも影響を及ぼしてしまう可能性が示唆されています。

健康的な生活には「歯の健康」が大切であることが、医学的な研究から明らかになってきています。もちろん、定期的に歯科医院に通って、適切な予防やメインテナンスをして、歯を失わないように、虫歯や歯周病のケアをしていくことは、自分の歯を長持ちさせる上で重要です。しかし、残念ながら歯を失ってしまった場合には、これを治療してきちんと噛み合わせの機能を回復することが、笑顔で快適な生活をおくる上では重要です。

私は日々、歯科医院における臨床現場にてインプラント治療を中心に歯科全般の治療を行っておりますが、昨今、従来の取り外し式「入れ歯」や、両隣の歯を削る「ブリッジ」といった手法に取って代わる選択肢として、インプラントを希望される患者さんが増えてきています。インプラントによって、失った歯を回復させる治療は、現在では欠かすことのできないものになっています。しかし、みなさんはそれぞれの利点欠点を十分納得して選択していますでしょうか。

日本でもここ30年ほどで特に普及してきたインプラント治療は、歯科治療の中では比較的新しい分野の治療法です。その技術の進歩には目覚ましいものがあります。

改良されている点としては、治療中の患者さんの負担の軽減、より安全な手術を行う診断装置、治療期間の短縮、より見た目や機能のよいもの、生体によりやさしい材料、そして長く口の中で健康的に使えるもの、といったことが挙げられます。このように、最新の技術でさまざまな工夫や改良がなされ、現代のインプラント治療は、とても速いスピードで日々進化を遂げています。

一方で、患者さんにとっては、他の治療方法との比較や治療費などの面で、どの治療法を選択するべきか迷われることも多いのではないでしょうか。または、歯科医院で「インプラント治療には手術が必要」「あなたは骨が痩せているのでインプラント治療は難しい」などと聞いて、なんとなく怖くて避けている方もいるでしょう。さらにはインプラント治療の中にも、治療方法や術式がさまざまであり、適切なクリニックを選ぶのも難しく感じるかもしれません。

本書ではインプラント治療の歴史や、治療の具体的な方法、また、骨が痩せてしまった場合に必要な治療法など、インプラント治療をより深く理解していただくための内容を解説しています。現在のインプラント治療がどのような流れで行われているのか、最新の内容をアップデートしてお伝えしています。読者のみなさんが、治療法やクリニックを選ぶ際の一助になれば幸いです。

また、インプラント治療を実際に受ける予定の患者さんには、より安心して治療を受けられるように、そして治療後にはインプラントと残りのご自身の歯をできるだけ永く健康に保てるように本書の内容がお役に立てることを願っております。

本書を執筆するにあたり、文章、校正、図版作成などにご指導とご協力いただきました覚本歯科医院勤務医の片桐弘先生、また父であり院長の覚本嘉美先生、そして阿部出版株式会社の原真理様に心より感謝申し上げます。

令和二年十二月

覚本貴仁

目次

第5章　インプラント治療Q&A

治療内容について

第1章　インプラント治療の基礎知識

インプラント治療とは

インプラントとは「植立する」こと

インプラント治療とは歯の抜けた部分に人工の歯根を植え、顎の骨と固定した後、その上に人工の歯を装着する治療法です。インプラント（Implant）とは医学用語で「植立する」ことを意味します。

歯には歯肉の上に見えている歯冠の部分と、歯肉の下の骨の中に埋まっている歯根の部分がありますが、虫歯や歯周病で歯を抜くと歯根まで失うことになってしまいます。

入れ歯やブリッジは、人工の歯を用いることで歯肉の上の歯冠部分の回復はできても、歯の土台である歯根の回復までは望めません。インプラントは歯の土台である歯根を人工歯根で回復させるので、一度、装着すれば、痛みも違和感も伴わずに天然歯と同様の機能を保つことができます。

顎の骨に埋め込まれたインプラント

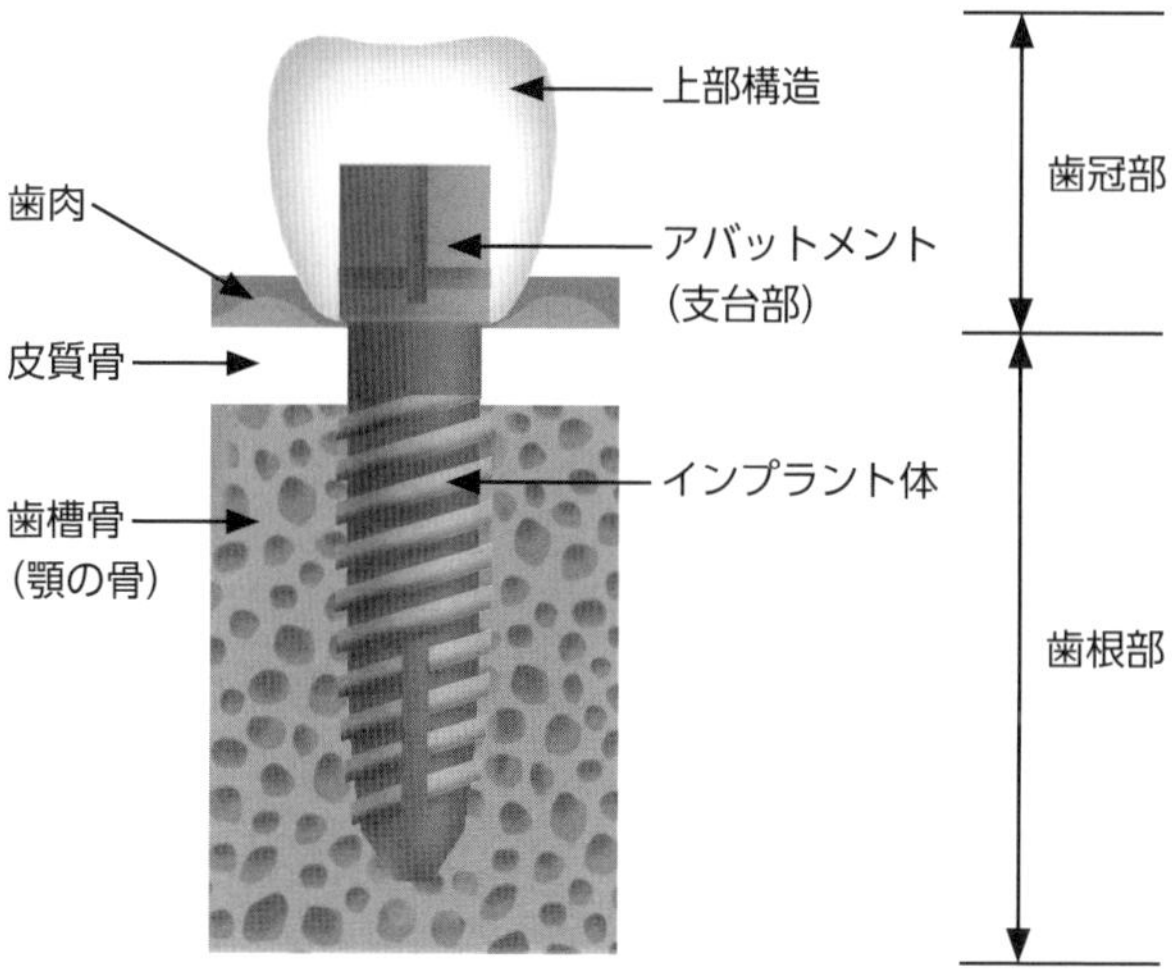

歯の土台である歯根を人工歯根で回復させるので、天然歯と同様の機能を保つことができる。歯冠部も天然歯と同様の見た目を得ることができる。

歴史に見る歯の再生

歯のなくなった顎の骨に人工歯根を埋め込み、歯を再生するという試みは新しいものではありません。

紀元前600年ころのマヤ文明期に、貝殻を歯の代わりとして埋入しているのが見つかっています。古代インカ帝国でも、インプラント治療の原型となるような試みはされていて、出土したミイラに2本の緑色をした石（エメラルド）の歯根が埋め込まれていたといいます。また、中国やエジプトでは象牙の歯が植えられた人骨が見つかっています。

古代ギリシャでは権力者が奴隷の歯を抜いて、自分の歯の抜けた箇所に移植したという記述もありますし、ユダヤ法典では、歯を失った女性が人工の歯をフィアンセから贈られていたという記述もあります。

このころの義歯には人間の歯、象牙、動物の骨などが使われ、それらに彫刻が施されていたようです。また、体に害を及ぼさないという理由で金や銀も使われていたそうです。

その後、さまざまな材質を用いた動物実験などが行われ続けましたが、注目を集めたのが整形外科などで使用されるコバルトクロム合金でした。現在では人工関節材料としてもっとも利用されている合金ですが、当時でも外科手術の補正時に用いられて、骨がくっついたら外すという使い方をしていたようです。その技術を人工歯根に応用したのでしょう。

１９６０年代にフランスのシェルシェブは、コバルトクロム製のスクリュー状インプラントを開発し、注目を集めました。しかし、体から排除する作用が働いてしまうために世の中に広く行き渡るまでには至りませんでした。

その後もコバルト、金、白金、セラミックなど多くの素材が用いられ、試行錯誤が繰り返されてきましたが、しっかりと骨に結合するには至らず、いずれも満足できる結果は生まれませんでした。

人体には外部から異物が侵入すると、吸収したり、排除してしまう「生体防御」という作用が備わっています。また、物質によっては、体が拒否反応を起こし、異常をきたすこともあります。

インプラントの素材の条件は、「毒性がないこと」「人体拒絶反応を起こさないこと」「噛む力に耐え得る強度のあること」「人体になじみやすいこと」のこの4点が挙げられます。

そして、これらの条件をクリアしたのが「チタン」だったのです。

ブローネマルク教授の功績

チタンが骨と結合するのを最初に発見したのは、スウェーデンの整形外科医、医学者、歯学者であるP・I・ブローネマルク教授です（1929年5月3日〜2014年12月20日）。

1952年、ブローネマルク教授は母校のルント大学医学部の研究室で基礎医学の研究のための動物実験を行っていました。その際に、偶然チタンと骨が結合することを発見したのです。

ブローネマルク教授が微細血流の研究、計測のためにウサギの膝の骨に埋め込んだチタンが取れなくなっていることに気付きました。調べてみるとチタン製の実験装置のネジにすべての骨が結合して、外せなくなっていたのです。

ブローネマルク教授は、この現象が人体にも応用できないかと研究を重ね、人体でも拒絶反応を起こさず、骨とチタンが結合することを確認したのです。そして、チタンと骨が結合する現象をオッセオインテグレーション（Osseointegration）と名付けました。オッセオ（Osseo）とは「骨の」、インテグレーション（Integration）とは「結合」、「統合」、「一体化」などを意味します。

1960年、ブローネマルク教授はイェテヴォリ大学に移籍、膨大な基礎研究を続けるとともに、オッセオインテグレーションを利用したインプラントを開発します。

1963年から臨床実験を開始し、1980年まで15年間にわたって臨床研究を続けたデータを収集し、その上でブローネマルクシステムを開発したのです。

最初の患者はヨスタ・ラーソンという34歳の男性で、先天性歯牙欠損という疾患であった彼は顎の骨が弱く、数本しか歯がなかったため会話や食事にとても不自由をしていたそうです。ブローネマルク教授はこの患者の上下顎にインプラント手術を行いました。手術は無事に成功し、そのインプラントは彼が亡くなるまでの41年もの間、問題なく機能したそうです。

そして1981年、ブローネマルク教授により発表された学術論文は歯学会に一大センセーションを巻き起こしました。以来、世界各地の臨床の場でオッセオインテグレーテッド・インプラントが行われるようになりました。これによりブローネマルク教授は『現代デンタルインプラントの父』と呼ばれるようになりました。

このオッセオインテグレーテッド・インプラントは、基礎研究がしっかりとなされていて、豊富な臨床データも揃っているため安全性が高いことが特徴です。インプラントが10年以上安全に機能する臨床成功率は96％といわれています。

チタンの特徴

ブローネマルク教授の発見によりインプラント体の材料として、現在も多くの患者さんの体の一部として機能しているチタンは、耐食性（腐食しないこと）が強く軽い素材で、インプラント体や人工関節などの医療以外にも航空機、自動車、建築・建材などをはじめ、ゴルフクラブや万年筆のペン先、ピアスなどという身近なところにも利用されています。

チタンは生体親和性（生体に異物として認識されない）が高く、骨と強固に結合するという特徴を持っています。体に取り込んでも異物として認識されないため、折れた骨が再びくっつくというような、体が治癒する仕組みと同様のことがインプラント体の周辺にも起こり、新しくできた骨はチタンの周囲に取りついていくのです。そして、骨はチタンの表面の細かい部分にまで入り込んでいくため、インプラント体は骨の中に取り込まれた状態になっていき、インプラント体と骨のより強固な結合を導くのです。

また、銀歯などで起こりうるような金属アレルギーなどを起こすこともほとんどありません。

欠損歯の治療法

失った歯を補う3つの治療法

歯が抜けたままの状態で放置しておくと、歯の抜けたスペースに噛み合う歯を失った歯や隣接した歯が少しずつ移動してきて、噛み合わせが悪くなったり、しっかり噛めなくなったりします。歯の隙間に食べかすが溜まりやすくなったり、虫歯や歯周病がひどくなったりもします。また、姿勢の崩れ、肩凝りや頭痛、腰痛の原因にもつながり、健康を損ねてしまう場合もあります。そのような状態にならないためにも歯を失った場合は、代わりになるものを入れなくてなりません。

治療法としてはブリッジ、入れ歯、インプラントの3種類があります。それぞれの長所、短所を次の表で比較してみましょう。

ブリッジ

長所

・使用する材質により自分の歯と同じような外観を回復できる。
・ある程度、自分の歯と同じように咀嚼できる。
・噛み合わせを回復することができる。

短所

・失った歯の両側に健康な歯がなければ治療ができない。
・支台となる健康な歯を削らなければならない。
・支台となる歯に負担がかかる。
・新たに歯を喪失する危険性がある。
・食べかすが詰まりやすい。

入れ歯	
長所	・保険の範囲内で手軽に作ることができる。 ・手術が不要である。 ・広範囲の欠損にも対応できる。
短所	・装着時に違和感を生じやすい。 ・思うように発音できない場合がある。 ・入れ歯を支える骨や歯の喪失を招きやすい。 ・長時間の使用により顎の骨が退化する恐れがある。 ・2、3年毎に作り替えたり、調整する必要がある。 ・清掃をしっかり行わないと不潔になる。

インプラント

長所

- 自分の歯と同じような外観を回復できる。
- 長時間、安定した噛み合わせを保つことができる。
- 失った歯の数が多くても咀嚼能力を回復できる。
- 健康な歯を犠牲にする必要がない。
- 顎の骨が衰えるのを防ぐ。
- メインテナンスにより長時間使える。
- 自分の歯と同じような機能を期待できる。

短所

- 治療時間が長くかかる。
- 比較的費用が高額である。
- 重度の糖尿病やヘビースモーカーの方は顎の骨にインプラントが定着しない場合がある。
- 術後、数日間腫れる場合がある。
- 熟練度、精度の高い技術が必要であるため、どこの歯科医院でも受けられる治療ではない。

・正しい噛み合わせを取り戻せるため、残っている天然歯に負担がかからず、歯の寿命を伸ばすことができる。
・外れる心配がなく、食事や会話を気兼ねなく楽しむことができる。
・歯のお手入れが楽である。

支えになる健康な歯を削らなくてはならないブリッジ

ブリッジは失った歯の両側の歯を支台にして、その間の橋を渡すように義歯を装着する方法です。歯の欠損が比較的少なく、両側に健康な歯が残っている場合に適用されます。

両側の健康な歯の上部を削り、抜けた歯の代替歯と両側の歯にかぶせる歯冠上部がつながったものをセメントで装着します。

入れ歯のように外す必要がありませんし、自分の歯のように違和感がなく、噛む能力もほとんど変わりませんが、ブリッジ（橋）の部分の歯は両側の歯に支えられて乗っているだけの状態なので、食後、食べ物のかすが溜まりやすいという欠点があります。

しかし最大ともいえる欠点は、支えになる両側の歯を削らなくてはいけないということです。それがたとえどんなに健康で丈夫な歯であったとしても削らなくては、ブリッジはかけられません。また、ブリッジの場合は支えになる歯に負担がかかってしまい、その歯がだめになってしまうこともあり、結果として支えになる歯の寿命を短くしてしまうこともあります。もし、ブリッジを支えている歯が虫歯や歯周病になった場合は、ブリッジ全体を外さなくてはならなくなります。

ブリッジ

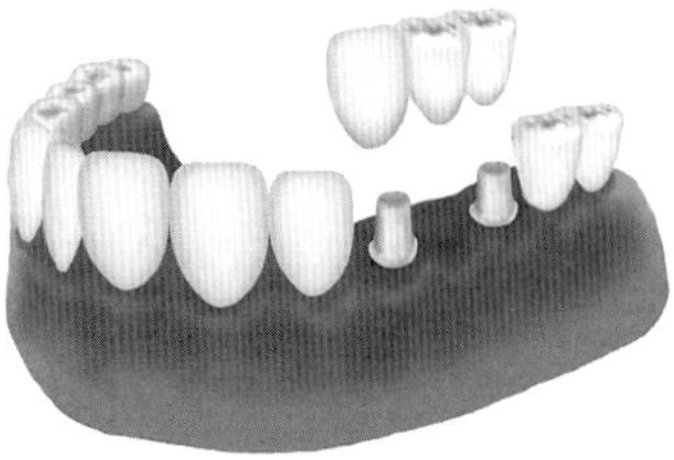

失った歯の両隣の歯を削って、その名の通り、橋渡しのように人工の歯を作る治療。

異物感が大きく、心理的な抵抗も強い入れ歯

ブリッジでは支えきれないような大きな欠損や、歯が1本もない状態に用いられるのが入れ歯（可撤式補綴物《かてつしきほてつぶつ》）です。

入れ歯には部分入れ歯と総入れ歯があります。

部分入れ歯

「部分入れ歯」には床《しょう》と呼ばれる合成樹脂の土台と、クラスプという金属製の爪のようなバネがあります。歯肉の土手に床をかぶせ、健康な歯にクラスプをかけて固定します。

取り外しができるので、口腔内の清掃は簡単ですが、食後には外して清掃をしなければ清潔は保てません。

ブリッジは歯だけで支えるのですが、部分入れ歯になると粘膜でも噛む力を受け止めることになります。粘膜の上に合成樹脂の床が乗るため、噛むときに床より柔らかい粘膜に圧力がかかり、痛みが生じる場合もあります。どんなにうまく作っても噛む力は減少します。

また、一番の難点は異物感だといえるでしょう。口の中は髪の毛1本、魚の小骨1本入っても違和感がするほど敏感です。そこに大きなものが入るわけですから、異物感に悩まされたり、発音の妨げになったりと、当然なじむまでには時間がかかります。

ブリッジのように健康な歯を削ることはありませんが、クラスプがかかっている歯に負担がかかってしまうのはブリッジと同様です。また、部分入れ歯を入れる場所によっては、クラスプが外から見えるなどの審美的な問題もあります。

部分入れ歯

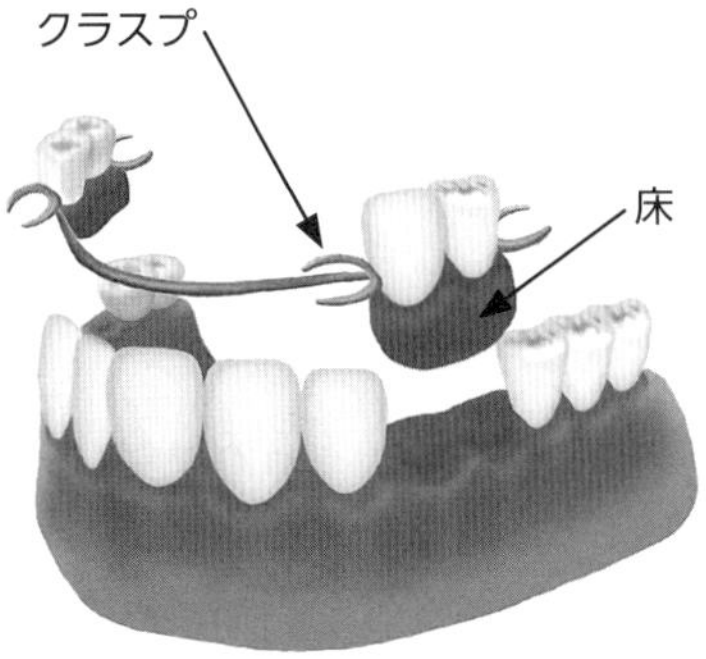

歯のない部分の型を取り、人工の歯ぐきに義歯を取り付け、クラスプというバネで固定する。

総入れ歯

歯が1本もない無歯顎という状態になると総入れ歯になります。総入れ歯は部分入れ歯と異なり、支えがありませんのでただ歯肉の上に乗っているという状態です。安定しづらいため、しっかり噛むということに関してはかなり不自由で、扱い方にも慣れが必要です。

下の入れ歯は舌を動かすとずれてあたってしまいますし、喋りづらくなります。

また、上の入れ歯は2枚のガラスがくっついているのと同じ原理で、唾液で口蓋《こうがい》（口の中の天井部分）の粘膜についているだけなので、硬いものなどを前歯で噛もうとすると外れることもあります。

また、総入れ歯は横揺れに弱いという側面があります。食べ物を噛むときは下顎を動かしますが、上下に動かすのではなく、前後左右にも動かしています。そこで、顎の骨がしっかりしていない人は、入れ歯の上の部分が外れやすくなってしまうのです。

噛む力の面では、どんなにうまくくっついていても天然歯の30％まで回復できればいい方だとされています。健康な歯は40〜50㎏まで噛む力がありますが、総入れ歯では10〜15㎏まで減少してしまいます。

また、異物感は部分入れ歯の比ではありません。床が口の奥まで入るので、嘔吐感に襲われる人もいます。毎日の手入れも大変です。入れ歯は床の下にわずかな隙間があるので、その部分が不潔にならないよう、食後、毎回取り出して清掃しなくてはなりません。取り外し、清掃する手間もさることながら、外した途端、口元に皺が寄り、顔立ちが変わってしまうのが嫌だという方も多いようです。

入れ歯は毎日使い続けるうちに、歯肉が委縮したり顎の骨が変形して合わなくなったりすると作り替えなくてはなりません。また、ぴったり合わない入れ歯を使用していると、片側で噛む習慣がついたり、噛み合わせが悪くなったりしてしまいます。

総入れ歯

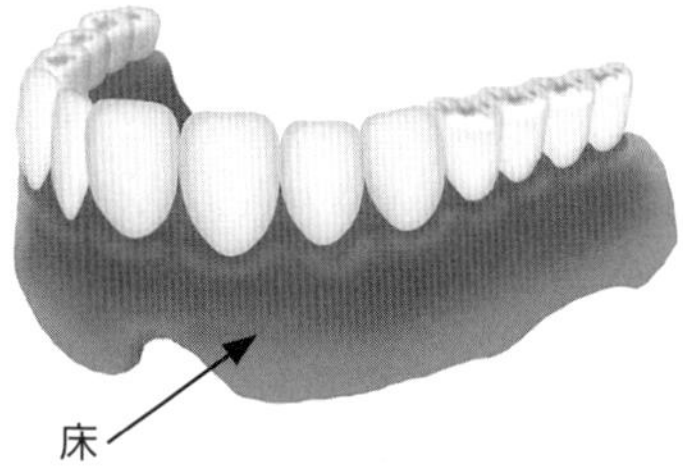

床と呼ばれるピンク色の土台の上に人工歯を並べて、噛み合わせや審美性を回復させる。

インプラントの構造・種類・術法

3つの部分からなるインプラント

インプラントは顎の骨の中に埋め込むインプラント体（歯根部）と、歯の部分に相当する上部構造、その間を連結するアバットメント（支台部）のおよそ3つの部分から構成されています。

ネジで連結するというのも、インプラントの特徴です。ネジを用いる利点は分解が可能だということです。ネジを回し外すだけで各パーツが分解できるので、定期的な点検、清掃、調整が楽に行えます。

歯全体を覆うようにかぶせる冠（クラウン）や両隣の歯を削って土台を作って人工の歯を入れるブリッジなどの補綴物を装着する場合、通常セメントを用います。そのため、補綴物が破損したり、周りの歯が失われた場合は、補綴物を壊して取り外し、新たな補綴物を作って装着しなければなりません。つまり、最初からすべてやり直さなければならないのですが、インプラントであればネジを外すだけで各パーツが分解でき、上部構造に修理が必要になった場合でもすぐに対応できるというメリットがあります。

3つの部分から構成されているインプラント

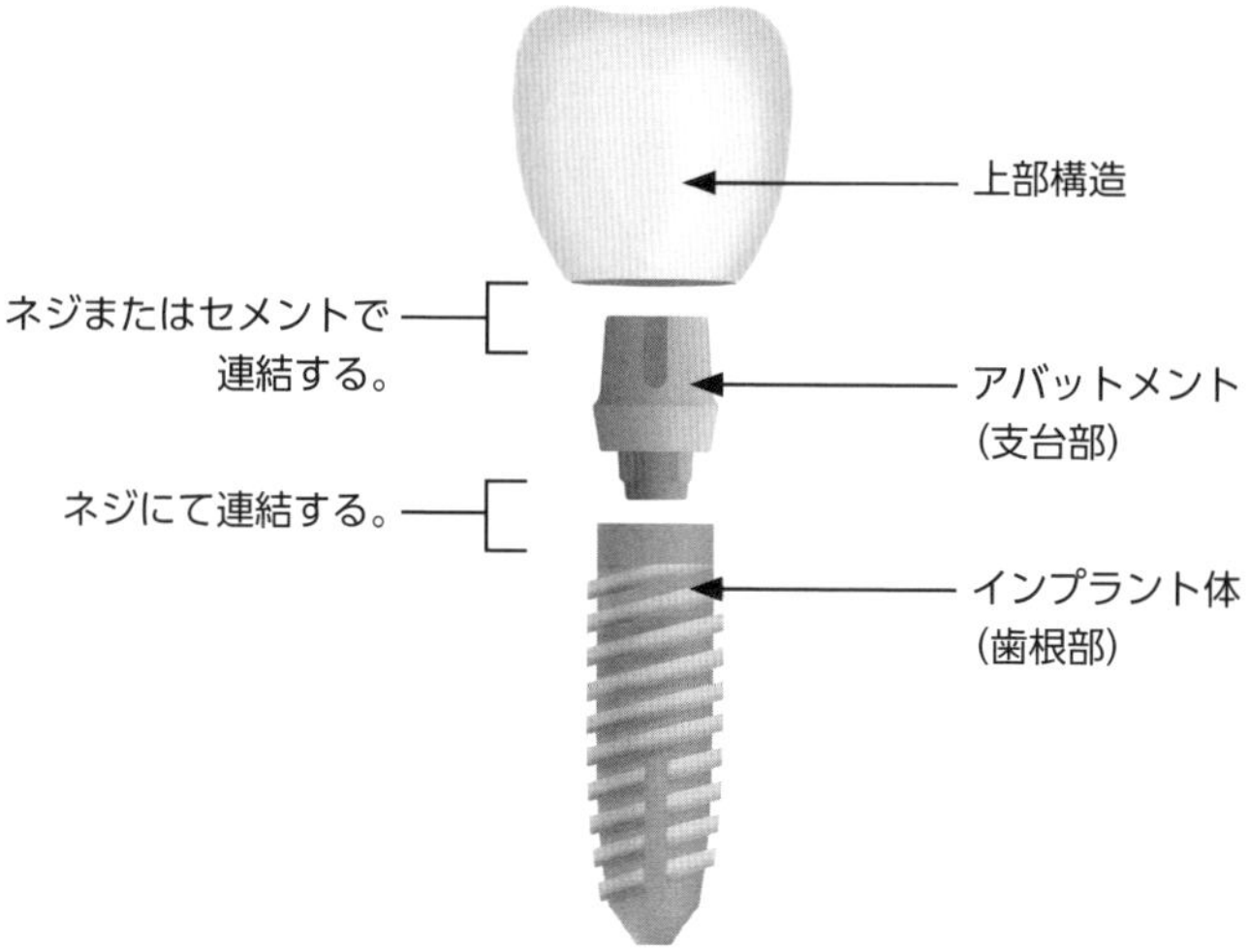

インプラントの種類

インプラント治療は、骨膜下インプラントから骨内インプラントに発展してきました。

現在はさまざまなインプラントが開発されています。その代表的なものを解説していきます。

骨膜下インプラント

顎が痩せてインプラント体を骨に埋められない場合に、板状のインプラント体を粘膜と顎の骨の間に入れる方法です。

下顎の場合、神経、血管が緊密に走っているのでインプラント体を埋め込む部分が血管に近い場合はインプラント体が入れられません。

上顎では上顎洞という空洞が近い部分には骨がなく、インプラント体を入れるだけの骨の高さがない場合も不可能になります。そのような場合に、骨の型を取り、その形態に合ったフレームを作製し、すべてカスタマイズするこの骨膜下インプラントが適用されてきました。

しかし、現在はほとんど行われていません。その理由として、予後があまりよくないことに加え、現在は骨を造る、移植する技術が発達したことによります。

骨内インプラント

顎の骨にインプラント体を埋め込んで、歯肉の上に出る部分に上部構造を固定する方法です。

現在、主流になっている治療法です。

粘膜内インプラント

粘膜の下に埋入するインプラントで、取り外しのできる入れ歯を装置で固定します。

アタッチメントインプラント

顎の骨が少なくてインプラントを数本しか埋め込めない場合には、アタッチメントと呼ばれる維持装置をインプラントと併用して入れ歯を安定させる方法などがあり、それぞれの種類によって使い分けています。

アタッチメントインプラント

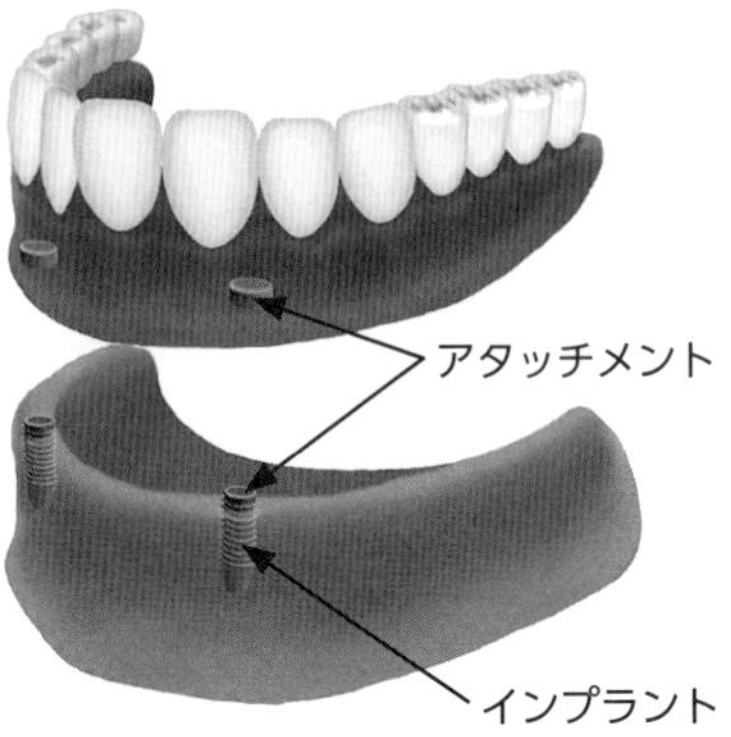

患者さん自身で取り外しが可能なため、自宅で入れ歯やインプラントのお手入れをすることができる。

インプラント体の形態

インプラント体自体にもいろいろな形態があり、それぞれ特徴があります。

スクリュータイプ

全体がネジのような形をしています。太さが変わらないストレートタイプと、先端にいくにつれ細くなるルートタイプがあります。

従来のブレードタイプに比べて表面積が大きいため、しっかりと顎の骨に固定され、噛む力を効率よく骨に伝えることができます。

スクリュータイプ
(ストレート)

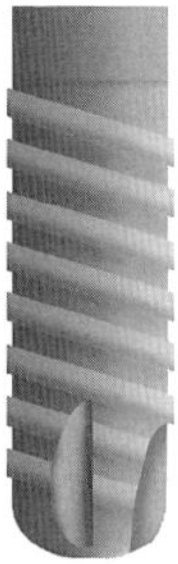

噛む力がしっかり
骨に伝わる。

シリンダータイプ

円筒形で上部と下部が同じ形をしているシンプルな構造のインプラント体です。凹凸がないため顎の骨への埋め込みがしやすく、手術の際の負担を抑えることができます。現在のインプラント体の形状は、スクリュータイプとシリンダータイプが主流となっています。

シリンダータイプ

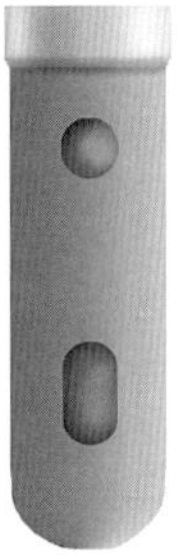

凹凸がないため顎の骨への埋め込みがしやすい。

バスケットタイプ
外見はスクリュータイプに似ていますが、中は中空で側面にも複数の穴があります。中が中空のため、インプラント体の周囲だけでなく内側までも骨が取り組むので、骨との接触面積が広く、噛む力を効率的に伝えることができます。
しかし、強度が弱く破損などがあり、あまり使用しません。

バスケットタイプ

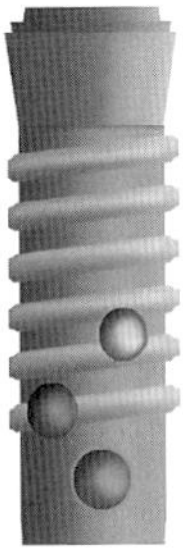

中は空洞で骨と結合しやすいという特徴もあるが、強度が弱く、現在ではあまり使用しない。

インプラントの術法

インプラントを埋め込む術法として、手術を1回で行う方法と2回に分けて行う方法があります。

1回法

1回法には1回法1パートと1回法2パーツの2種類があります。

1回法1パートでは、インプラント体（歯根部）とアバットメント（支台部）が一体になっているワンピースタイプのインプラントを歯肉に埋め込みます。この状態で顎の骨とインプラント体が結合する期間を経て上部構造をアバットメントに装着します。

一方、1回法2パーツでは、インプラント体とアバットメントが別々のパーツになっているものを使用します。インプラント体の上部を歯肉上に出した状態で埋め込み、数カ月後にアバットメントを取り付けます。その後は1回法1パートと同じように、顎の骨とインプラント体が結合する期間を経て上部構造をアバットメントに装着します。

1回法の特徴

- 歯肉の切開は一度のため患者さんの負担が軽い。

・手術時間を短縮することが可能である。
・インプラントを埋め込む顎の骨がしっかりとあることが条件となる。

2回法

インプラント体を歯肉に一度埋め込み、粘膜で完全に覆います。インプラント体と顎の骨がしっかりと結合するまで約3～6カ月待ちます。インプラント体と顎の骨とが結合したら、2回目の手術として歯肉を切開し、アバットメントを取り付けます。その後、上部構造を装着します。

2回法の特徴

・歯肉の切開を二度行う必要があるため1回法より患者さんの負担が大きい。
・切開した歯肉を一度閉じてから治癒期間を待つため、インプラント体が抜け落ちてしまうリスクが低くなる。
・顎の骨の量が少ない人でも可能な方法で、適用できる人の範囲が広い。

2回法

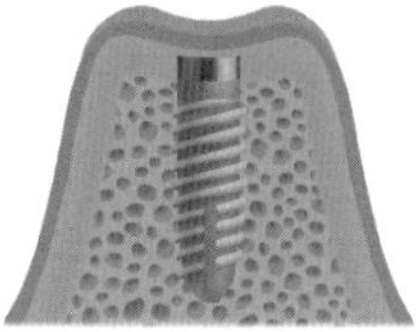

①インプラント体を顎の骨に埋入して縫合する。インプラント体が骨としっかりと結合するまで3~6カ月待つ。

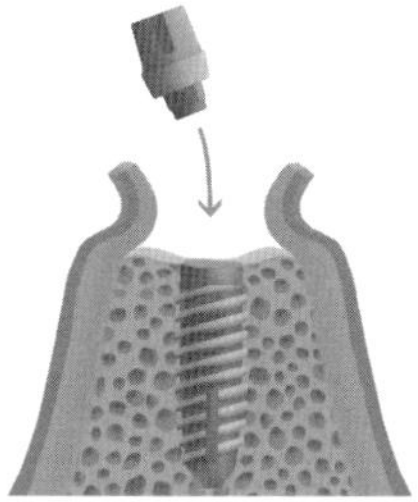

②インプラント体が骨と結合したら2回目の手術を行う。歯肉を切開して、インプラント体にアバットメントを装着する。

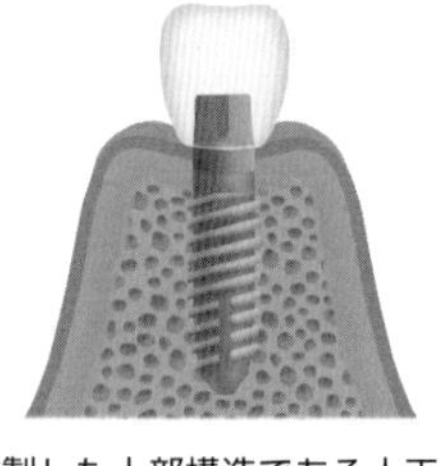

③作製した上部構造である人工歯をアバットメントにセットする。

1回法
(2パーツ)

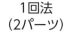

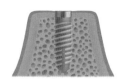

①インプラント体を顎の骨に埋入する。その際インプラント体の一部を歯肉から露出させる。インプラント体が骨としっかりと結合するまで3～6カ月待つ。

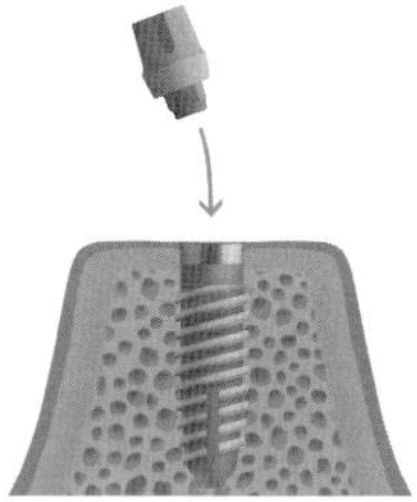

②インプラント体が骨と結合したらアバットメントを装着する。

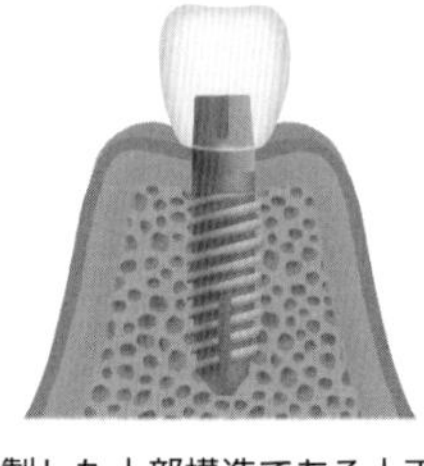

③作製した上部構造である人工歯をアバットメントにセットする。

インプラント治療のメリット、デメリット

インプラント治療のメリット

インプラント治療のメリットは咀嚼・発音という口腔機能はもちろん、それにより自信と希望が回復するということが大きいのではないでしょうか。

次にメリットを挙げていきます。

対応範囲が広い

１本の欠損から歯が１本もないケース（無歯顎）まで対応可能です。

取り外さなくてもよい

インプラントは天然歯と同様に顎の骨に直接ついていますので、外す必要がありません。

ただし、オーバーデンチャーと呼ばれる入れ歯タイプのものは取り外しが必要です。

咬合力が強い

入れ歯にすると噛む力は天然歯の10～30％に減少しますが、インプラントの噛む力は天然歯と変わりません。

健康な歯を傷めない

ブリッジにする場合は、支えとなる両側の健康な歯を削らなくてはなりません。また、部分入れ歯はクラスプ（バネ）をかける歯に負担がかかります。インプラントは歯の抜けたところに植立するので、他の歯に負担をかけることはありません。

異物感がない

インプラントは天然歯と同様に顎の骨に直接ついています。入れ歯の床のようなものはありませんから、異物感がなく口の中はすっきりしています。

口臭がない

入れ歯は床やクラスプ（バネ）の下にわずかな隙間があるので、その部分に食べ物のかすが溜まりやすく、清掃を怠ると口臭の原因になりますが、インプラントは天然歯と同じ形状ですから、きちんとケアを行えば口臭は発生しません。

発音に影響が少ない

入れ歯の場合、発音がしづらくなる場合があります。総入れ歯の場合は特にS音、さしすせその発音がしにくいといわれますが、インプラントは天然歯と同じ形状ですから発音に影響を与えづらいといえます。

外れる事故がない

部分入れ歯はクラスプ（バネ）で抑えられているので、餅やガムのような粘着質のものや、おせんべいのような硬いものを噛んだときに外れてしまうことがありますが、インプラントはネジでしっかり留められているので外れることはなく、事故の心配がありません。

噛んでも痛くない

入れ歯はものを噛んだとき粘膜に圧力がかかり、痛みを感じる場合があります。また、入れ歯の場合、床の裏側と粘膜の間にゴマのような小さなものが入ると痛くて噛めませんが、インプラントは天然歯と同様になんでも噛むことができます。

審美的に優れている

インプラントは部分入れ歯のようにクラスプ（バネ）もありません。見た目も天然歯と変わらず自然です。

顎の骨を退化させない

歯根を支えている歯槽骨は歯があってこそ保たれるもので、歯が失われると同時に急速に吸収され、顎の骨が退化します。インプラントは骨の吸収機能を保つため、若々しい表情を維持することができます。

虫歯にならない

インプラントの上部は人工歯なので虫歯にはなりません。ただし、歯磨きを怠るとインプラント周囲炎を起こす場合もありますので、天然歯と同様に日々のケアが大切です。

インプラント治療が難しいケース

インプラントは顎の骨に人工歯根を埋め込む治療法なので、顎と全身状態に大きな問題がある方には難しい場合があります。

次に注意を要する症例をまとめていきます。

糖尿病などの代謝系疾患の強い症状のある人

糖尿病が進むと抵抗力や免疫力が落ちてしまい、歯周病を引き起こしやすくなります。血糖値のコントロールが悪い場合はインプラント治療を行っても、顎の骨とインプラントが結合せず失敗する可能性が高く、結合できたとしても歯周病が進めばインプラントが支えられなくなります。

ただし、血糖値がコントロールされていればインプラント治療を行うことも可能です。インプラント治療適応の目安としては、空腹時の血糖値が１４０mg／dL以下と考えられています。血糖値は運動やストレスで変動することがあるため、最近１～２カ月の血糖値の受容体を反映したＨｂＡ１ｃ（ヘモグロビンエーワンシー）がコントロールされていることが重要です。６・９％未満が目安となりますが、適応については内科医の指示を仰ぐ場合もあります。

心筋梗塞・狭心症・不整脈など循環器疾患がある人

心筋梗塞の場合は発作を起こして半年以内は避けた方がよいでしょう。外科刺激によって発作を誘発しやすいためで注意が必要です。日常生活で息切れや胸の痛みを感じる人はインプラント治療を見合わせた方がよいでしょう。

甲状腺・副腎皮質疾患などの内分泌機能障害のある人

甲状腺機能亢進症（バセドウ病）の人は注意が必要です。主治医の指示を仰ぎましょう。

高血圧の人

降圧剤で血圧がコントロールできていれば問題ありません。血圧が安定している時期であればインプラント治療も可能です。

喘息・肺気腫など呼吸器疾患がある人

喘息の発作から2週間以内はインプラント治療に限らず、歯科治療はしないのが原則です。喘息の発作を起こすと気管支の粘膜が腫れ、回復するのに時間がかかります。また、回復しきれていない状態で刺激を受けると発作を誘発する恐れがあります。

歯科治療は口を開けてするものですから、気管支に水が入ると、それが刺激になり発作を起こす要因になる場合があるので、２週間以内の治療は回避しましょう。発作が続いているときは、インプラント治療に限らず、外科的な処置は避けた方が無難といえるでしょう。

腎疾患がある人、人工透析をしている人

腎疾患の方は免疫力が低下しているので、傷が治りにくいため注意が必要です。人工透析は血流をよくするため、血液が固まらないような薬を服用していますので、外科的な処置をした場合、止血できない恐れがあります。ですので、外科的処置の必要のないブリッジの方が適しているといえるでしょう。

血友病、紫斑病などの出血性要因のある人

止血や免疫低下が問題になります。血友病の患者さんは出血しやすいわけではありませんが、一旦出血すると血が止まりにくく、出血が持続するため、外科的な処置は避けた方が無難といえるでしょう。

骨粗鬆症《こつそしょうしょう》の人

インプラントは顎の骨に入れるものなので、骨がなければ不可能です。骨密度を測定し、病的に骨量が減少している場合、インプラント治療はできませんが、その場合を除いては以

前と異なり、骨が少ない方にも適用できるようになりました。骨粗鬆症はインプラント治療の予後に関係がないという説もあります。しかし、骨粗鬆症の人が服用するビスフォスフォネート製剤は抜歯などの歯科治療の際に骨壊死を起こすという報告もあり、注意を要しますので、インプラント治療のみならず歯科治療全般を行う際には主治医に相談する必要があるでしょう。

肝疾患がある人

肝臓の機能が低下している場合は、止血しにくいという心配があります。薬の内服によりさらに肝機能の低下のリスクがあります。

妊娠中の人

出産後に行うようにしましょう。

インプラント治療のリスク

現代型のインプラント治療が行われるようになってからずいぶん歴史も経ちました。インプラントは歯のない部分を補う手段の一つで予知性の高い治療法として確立されました。しかし、外科手術を伴うインプラント治療はリスクがゼロというわけではありません。

顎の骨に埋入するインプラント手術の代表的なリスクとしては、周囲の重要な組織の損傷、インプラントの迷入、術後の出血、感染などが挙げられます。

組織の損傷

インプラントを埋入する顎の周囲には解剖学的に重要な血管や神経が走っています。これらを手術時に損傷してしまうと、想定を超える出血を生じたり、神経の麻痺を起こしてしまうことがあります。

特に下顎では、顎の中を下唇と周囲の皮膚の感覚を支配する神経が走行していて、これを傷つけるとその感覚に麻痺を起こします。神経は繊細な組織であるため、直接にダメージが及ばなくても、圧迫などで症状が出てしまう場合もあります。麻痺の回復にも時間がかかり、損傷の程度によっては数カ月以上経っても麻痺が残ることがあります。

インプラントの迷入

予想より顎の骨のボリュームが少ない、骨の質が柔らかい、想定していた位置からずれた位置にインプラントが入ってしまった場合などに、顎の骨以外の解剖学的構造にインプラントが誤って入り込んでしまうことがあります。これをインプラントの迷入といいます。

代表的な例では、上顎の奥歯の治療の際に上顎洞という空洞にインプラントが落ち込んでしまうことがあります。

周囲の重要な組織の損傷や、インプラントの迷入を防ぐには、事前に歯科用CTレントゲンで三次元的に組織の構造を把握しておくことが重要です。治療を受ける歯科医院でこのような精査の体制が整っているか、特に、顎の骨が痩せて骨を造る処置が必要である場合など、担当医からのリスクの十分な説明とトラブルが生じたときのリカバリー体制が整っているか、といったことを確認しておくことが重要です。

術後の出血

外科手術を伴うインプラント治療では、術後に多少の出血が続く場合があります。コントロールできる出血であれば問題ありませんが、血液の凝固に関係する全身疾患がある場合や、血液をサラサラにする薬を飲んでいる方など、出血がなかなか止まらず問題になることがあります。

全身疾患の有無や、服薬の確認は事前の検査の段階できちんと把握することは当然ですが、これらの情報を踏まえた上で、手術が安全に行えるか、医科の担当医師と情報を対診したり、血液検査等を行うこともあります。

服薬のない若い患者さんでも、手術を行った後、血が止まりにくい事例があったことが報告されています。これは、健康のために摂っていたサプリメントが原因でした。患者さん側としては、健康状態の報告は自己判断せず、もれなく行うようにしましょう。

術後の感染

インプラント治療は、体内に新たな材料を埋め込む手術になります。インプラント自体は主にチタンやチタン合金といった生体に親和性の高い材料でできているため、アレルギーなどの拒絶反応を生じることは極めてまれです。また、骨を造る処置を行う場合には、人工的に合成されたもの、動物より精製された骨材料などが使用されます。

歯科医院や病院の側では手術が清潔な環境で行われるように環境を整えています。体内に入る材料は当然患者さん毎に単回使用するものを用いますが、そのほかには使用する器具を、ディスポーザブルのものを使用する、または適切に滅菌処理を行っています。

患者さん側の因子としては、口腔内の環境が手術の成功を左右します。口腔内には誰しも多数の細菌が常在しています。歯周病や虫歯の治療が必要な歯がある場合は、手術の前に治療を受けて、清潔な状態で手術を受けることが大切です。

コントロールされていない糖尿病や、全身疾患のためにステロイドを使用している場合など、感染を起こしやすい状態にあると判断される場合は、内科的な疾患の治療を優先させるか、場合によってはインプラント治療が適応とならない場合もあります。

手術に際して、感染予防のために抗菌薬が処方されます。アレルギーがある方はその種類を伝えるようにし、処方されたものはきちんと指示通りに服用するようにしましょう。

術後に感染が起きてしまった場合は、インプラントの除去や再手術が必要となることがあります。

以上のように外科手術を伴うインプラント治療には、リスクに対する予防や、成功に欠かせないポイントがありますので、環境の整った歯科医院や病院で治療を受けることをお勧めします。

歯科の豆知識　歯磨きのコツ

歯磨きを行うときは、きれいに磨こうとして力一杯こするのは逆効果です。力を入れすぎると、歯や歯肉を傷つけてしまうこともありますので注意をしましょう。

歯磨きのコツは歯ブラシの弾力性を活かし、軽く、小刻みに振動させるようにブラッシングすることです。

磨きにくい奥歯は口を閉じ気味にし歯ブラシの毛先をきちんと歯に当て、ゆするように磨くと歯肉を傷めません。また、利き手側は磨きにくいので、つい後回しになり手抜きになってしまいがちです。ですので、利き手側、特に磨きにくい下の奥歯の裏側から磨くとよいでしょう。

歯と歯の隣り合う面やブリッジの清掃には、デンタルフロスや歯間ブラシ等の補助器具が必要です。

歯ブラシの選択や個別の状況にあった清掃方法を、専門家の歯科衛生士にアドバイスしてもらうことをお勧めします。

第2章　インプラント治療の実際

インプラント治療の流れ

インプラント治療には前述したように1回法と2回法がありますが、ここでは一般的な2回法の流れを簡単に紹介しましょう。
インプラント治療は大きく分けて、インプラント体を埋め込む一次手術、アバットメントを連結する二次手術、上部構造を作成する補綴《ほてつ》処置の三段階からなります。

初診　カウンセリング

現在の口腔状態についての悩み、希望を詳しく伺い、インプラント治療の説明を行います。

診査

インプラント治療が可能かどうか詳細な事前診査を行います。

診査内容

①問診

- 既往症の有無

　これまでに大きな病気をしたことがあるか。

- 血圧を含めて現在の健康状態

　現在の健康状態、疾患があるか、普段の血圧はどれくらいか。

- 貧血の有無

　抜歯したときに貧血を起こしたことがあるか。

- 止血

　血の止まりにくい症状はあるか。

- アレルギーの有無

　薬でアレルギーを起こしたことがあるか。

- インプラントを希望する理由

　「機能性重視」「見た目の問題」など、より具体的に話しましょう。

②既往症（歯科）の診査

　これまでの歯科治療の経緯や歯を失った原因について伺います。

③口腔状態の診査

現在の口の中の状態を診ます。粘膜や骨の状態、使用中の義歯について確認します。

④口腔内模型診査

現在の口腔内の状態を詳しく調べるために、口の中の型を取って模型を作製します。模型から顎の骨の状態、厚み、歯肉の状態を調べます。

⑤レントゲン診査

レントゲン撮影を行い、口腔の状態を詳細にチェックします。

⑥CTスキャン

CTスキャンを使って、骨の状態を詳細に診査します。

⑦内科的診査

インプラント治療が可能かどうかの検査をします。必要に応じて血液検査や尿検査も行います。インプラント治療を行う前に治しておかねばならない疾患があれば、治療開始前にその疾患の治療を受けるように勧めます。

⑧術後の口腔内予測

口腔内模型から人工の歯を並べて、歯を失う以前の口の中の様子を再現します。その上で、どこにインプラントを埋め込むか検討をします。

CTスキャンについて

CTを撮影することで、上顎、下顎の骨の三次元的構造、骨の内部にある神経や血管の走行、さらにインプラント埋入予定部位の周囲の組織状態が明らかになります。

すべての症例にCT撮影が必須であるとはいえません。しかし、CTを撮影することで顎の三次元的な解析が可能ですので、より安全で確実なインプラント治療につながることは確かです。

また、日本歯科放射線学会のガイドラインにおいても、初診時には口内法エックス線撮影やパノラマエックス線撮影などの単純エックス線撮影で予備的な画像検査を行い、CT撮影による画像検査を組み合わせることが奨励されています。欧米のインプラント画像診断に関するガイドラインでは、CT撮影については多数部位のインプラント治療に適するとされています。

したがって、安全なインプラント治療のための画像検査としては、単純エックス線撮影にCT撮影を組み合わせることが有用であると考えられます。

CBCT（歯科用コンビームCT）撮影

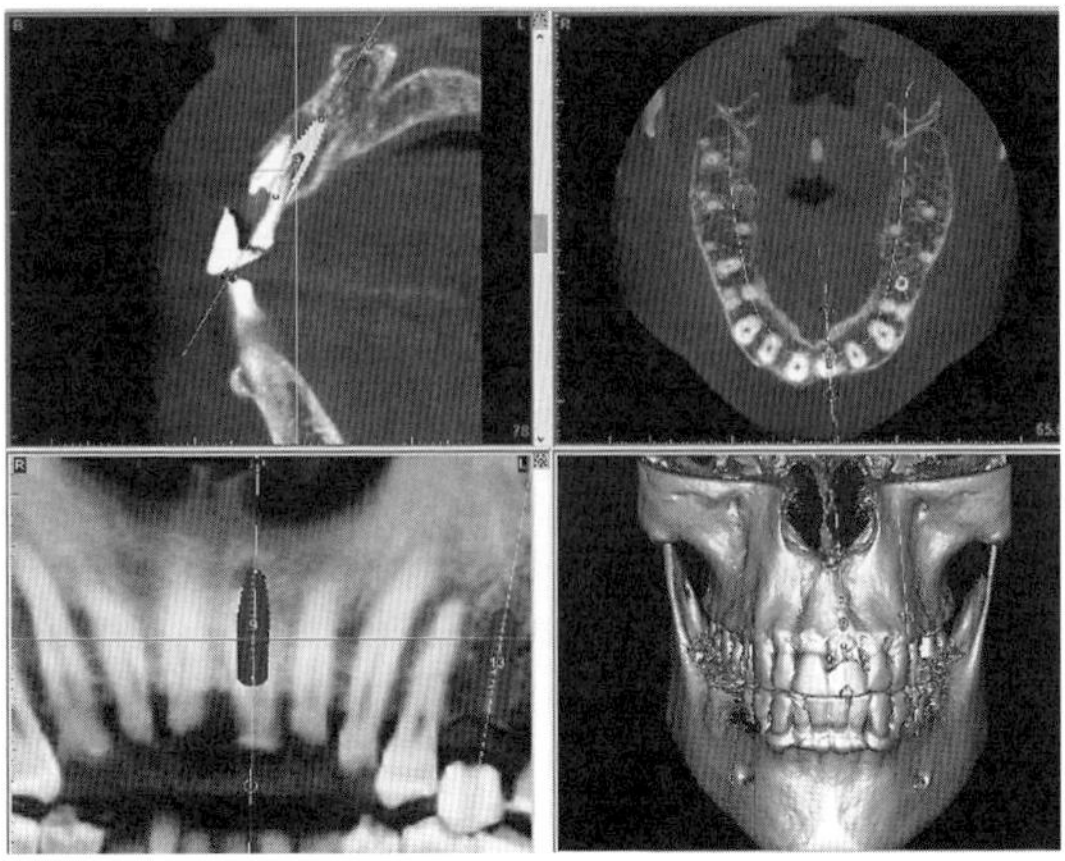

従来のレントゲンでは見ることのできなかった顎の骨の立体的な形態や神経の位置などを正確に知ることができる。

治療方針・治療費の説明

カウンセリングと事前審査の結果から、基本的な治療方針・治療計画を立て治療期間、費用などを患者さんに説明します。

患者さんは医師の説明を聞くだけでなく、治療に関する疑問は理解できるまで質問し、希望はすべて伝えましょう。

インプラント治療においてインフォームド・コンセント（説明と同意）は極めて重要です。歯科医と患者さんの間に十分なコミュニケーションが取れてこそ、よい治療ができるのです。

インフォームド・コンセントとは

インプラント治療にあたっては、治療を行う担当歯科医が治療前に患者さんの状態、必要な検査、治療法、治療部位、予後、リスク、費用、治療期間等を分かりやすく、詳細な説明を行い、理解の確認、そしてそれに対する同意が必要です。

インプラント治療に対する同意書（承諾書）

担当歯科医に治療計画および治療費等に関する書面および口頭による説明を受けた後、しっかりと納得でき同意したならば、文書による同意書（承諾書）を取り交わします。

また、治療にかかる費用についても同意書（承諾書）の取り交わしを行います。

術前処置

虫歯・歯周病の治療

インプラント治療を行う前に、虫歯や歯周病の治療を行います。インプラント治療を行う歯の周囲は特に清潔にしておかなければなりません。インプラント治療を行う前に、感染源となるものを治療しておかないと、埋め込んだインプラント体が骨に結合しないことがありますので、きちんと治しておくことが必須です。

ブラッシング指導

自己流のブラッシングで口腔内の清掃が十分でない患者さんに、ブラッシング指導を行います。これはインプラント治療が終わった後、良好な口腔内を維持できるようにするためです。

補助手術の必要性

骨の状態によってはインプラント手術を行う前に補助手術が必要な場合があります。

インプラント体を顎の骨に埋め込むので、十分な骨量、骨幅がないと埋入することはできません。そこで骨量、骨幅が足りない場合、埋入のスペースを確保するための増骨処置を行います。

増骨処置として主なものはGBR法、リッジエクスパンジョン法、サイナスフロアエレベーション、骨移植などです（詳しくは第4章参照）。

増骨処置を行った場合は骨が安定するまで4～6カ月ほど期間を置いてから、インプラント手術を行う場合と移植と同時に行う場合の二通りがあります。

一次手術　インプラント体（人工歯根）の埋入

歯肉にインプラント体を埋入する手術です。

局所麻酔を行い、顎の骨を覆っている粘膜を切開し、歯槽骨を露出させます。ドリルで穴を開けて、顎の骨にインプラント体を埋め込み、インプラント体の頭の部分にキャップをはめます。インプラント体の頭の部分にキャップをはめるのは、安定期間を置いてインプラント体と骨が結合した後、アバットメントを連結するためです。その後は、粘膜を戻し縫合して終了です。

インプラント体埋入処置にかかる時間は、埋入する本数や部位によって異なりますが、短いもので20～30分、長いもので1～2時間程度です。

手術は局所麻酔で行いますが、希望があれば静脈内鎮静法という麻酔を使う場合がありま す。静脈内鎮静法を用いるとウトウトと半分眠っている間に手術は終わります。

サージカルガイドシステム

インプラント埋入手術の方法の一つに、サージカルガイドを用いて行う方法があります。コンピュータによるサージカルガイドシステムを用いることにより、あらかじめ撮影しておいたCTデータを基に、三次元画像上で事前に計画した部位へ正確にドリリング（ドリルのようなもので骨に穴を開ける）できるため、安全に手術を行うことができます。

また症例によってはフラップレス手術を行うことも可能で、切開、剥離、縫合の必要がなく、手術時間を大幅に短縮できるばかりか、術後の出血、腫脹、疼痛が著しく軽減される大きなメリットがあります。

サージカルガイドシステムでドリリング位置と埋入位置をピンポイントで特定できることによって、骨を最大限に利用した埋入も安易となり、患者さんに肉体的かつ精神的負担を強いる骨造成手術を回避できる場合もあります。

これは多くの患者さんの望まれる「痛みのないこと」「腫れないこと」に応えることができるようになったということです。

安定期間

通常、上顎で4〜6カ月、下顎で3カ月程度の安定期間を置きます。この間に増骨細胞が新しい骨を作り、インプラント体（人工歯根）の周囲をしっかり囲んで縫合します。

二次手術

埋入したインプラント体に上部構造（人工歯）を装着するための連結部となるアバットメントを装着する準備をします。手術時間は20〜30分程度です。1回法の場合は必要ありません。

まず、一次手術でインプラント体を埋め込んだ粘膜を開けて、インプラント体の頭部を出します。そしてインプラント体にかぶせておいたキャップを外して、アバットメントを装着します。

連結手術後、必要に応じて確認のためのレントゲン撮影をします。インプラントの動揺度を診査し、併せてしっかりと骨が結合したかも確認します。

傷口を縫合し、1週間程度で抜糸します。

補綴処置　上部構造(人工歯)の作製と装着

一次手術、二次手術が終わりアバットメント上に装着する上部構造（人工歯）を作製する段階に入ったところで再度、治療計画を検討します。人工歯根が完成したら、次のような過程で上部構造を作製します。

①印象採得

口の中の状態を再現して、上部構造作製に用いる作業用模型を作製するための型取りを行います。

②咬合採得

上下の顎の位置関係を調べて、噛み合わせを決定します。

全く歯がない人の場合は、数回ステップをはさむ必要があります。

人はそれぞれリラックスしたときの噛み合わせの位置があります。また頬の厚み、眉や鼻、目じり、唇の位置から歯の見え方や横顔の豊隆といった位置を決定します。このように機能、審美の両面から理想的な噛み合わせを求めます。

③仮床試適

咬合採得後、作業用模型を咬合器につけて、上部構造の型を作ります。

④メタルフレーム試適

作業用模型上で作った上部構造の骨格となるメタルフレーム（金属の構造体）を、口の中で合わせてみます。

⑤試適

メタルフレームの適合がよければ、歯の並び、噛み合わせの確認を行います。

メタルフレームに再度、上部構造を並べ、噛み合わせと歯並びを確認し、アバットメント上に装着する上部構造を作成します。

上部構造作製にあたっては噛み合わせのバランスを考慮し、歯を小さく作ったり、歯の長さを短めに調整することもあります。また、噛み合わせと同時に、発音や審美面も確認します。

⑥仮装着

完成した上部構造を口腔内に仮装着します。違和感がないか、舌で触った感じなども確認してもらいます。

⑦咬合調整

上部構造の噛み合わせを調整します。咬合紙を歯にはさんでから引き抜き、噛み合わせをチェックします。

⑧本装着

適合、歯並び、咬合などを再確認した上で装着します。装着法にはセメントで固めるものと、ネジで止めるものがあります。

光学印象

歯科治療で誰もが一度は経験したことのある型採り、いわゆる印象採得と呼ばれるものも最近ではデジタル化が進んできています。

印象材を使用した印象採得の代わりに口腔内スキャナーを使用した、光学印象（連続で写真撮影をする方法）が導入されています。現状ではすべての症例を光学印象で対応するのは難しいとされていますが、今後は普及していくのではないでしょうか。

口腔内スキャナーを用いた光学印象には次のようなメリットがあります。

①嘔吐反射（オエッとえずいてしまうこと）が予防でき、患者さんの負担が軽減される。
②印象採得を行うときに唾液や血液に触れないことから安全性に優れる。
③計測した三次元形状をリアルタイムに確認できるので、チェアタイム（治療にかかる時間）が短縮できる。
④印象材の取り扱いにかかわる精度低下がないので印象精度が向上する。
⑤廃棄材料が減らせるので環境にやさしい。

ＣＡＤ／ＣＡＭ（Computer Aided Designing / Computer Aided Manufacturing）

近年、歯科材料並びにＣＡＤ／ＣＡＭシステムの飛躍的な進歩によって、インプラント治療にも多岐にわたるデジタルテクノロジーが急速に普及してきています。現在では、インプラント治療、あるいはインプラント技工と歯科用ＣＡＤ／ＣＡＭシステムは切っても切れない関係と認知されるようになってきました。

最近のインプラント治療の流れとして、前述したようにＣＴ画像からの診査・診断、サージカルガイドの制作とそれを用いた埋入手術といったように、術前からインプラント埋入までの数多くのステップにおいてデジタルテクノロジーが用いられています。

インプラント補綴においても、歯科用ＣＡＤ／ＣＡＭシステムを使用することによって、金属やセラミックなど多種にわたる材質で作製可能となりました。

また、インプラント補綴がデジタルソリューションによってシステム化されたことで、短時間でバラエティーに富んだ設計が可能となり、高精度かつ審美的な上部構造が製作できるようになりました。時間と労力の節約は価格の低下につながり、スピード感と品質のよさは患者さんへの大きな利点となっています。

術後のケア

歯垢や歯石を取り除き、噛み合わせを確認、インプラントに緩みが出ていないかチェックします。

歯周病になると土台となる歯肉が炎症を起こし（インプラント周囲炎）、インプラントが揺らいで抜けて落ちてしまうこともあります。大切な歯を失うことのないように、ホームケアをきちんと行うことが大切です。正しくブラッシングが行えているか、ブラッシング指導も行います。

メインテナンスの基本はブラッシング

インプラントは入れて終わりではありません。インプラント治療の成功は長期にわたり良好な状態を維持することにあります。天然歯もきちんとしたブラッシングを行わなければ、虫歯や歯周病になるように、インプラントも日々のブラッシングをきちんと行わなければ「インプラント周囲炎」を起こしてしまいます。炎症が起きてしまうと、長い時間をかけて骨と結合したインプラントが揺らいだり、抜け落ちてしまうこともあります。これを防ぐためには正しいブラッシングをきちんと行うことが必須です。

また、喫煙、歯ぎしり、噛み締め、食いしばりなどの習慣や癖がインプラントに悪影響を及ぼす場合もあります。特に喫煙はインプラントにとってよい影響を与えません。できればインプラントのためだけではなく、自身の健康のためにも禁煙をするようにしましょう。歯ぎしり、噛み締め、食いしばりの傾向が強い方はナイトガードの装着をお勧めします。

ナイトガードとは、歯を保護するマウスピースで、透明のプラスチックやゴムのような素材でできており、上の歯全体を覆う形になっているものが最も一般的です。

定期検診

インプラント治療終了1~2週間後に初回の定期検診を行います。ネジの締まり具合、歯肉の状態、噛み合わせなどの確認、インプラントの清掃状態などをチェックします。その後、3カ月毎に経過をみます。

可撤式のインプラントの場合は、使用しているうちにネジが緩むこともありますし、逆にきつくなってネジが折れかかっていることもあるかもしれません。そのために、各部のネジの締まり具合の点検を行います。

また、インプラント埋入で顎の骨の退化は防止できても、残った歯の移動が生じたり、加齢による骨の変化により顎の位置が変化する場合もあります。その場合、変化に応じて噛み合わせの調整が必要です。噛み合わせが狂って、インプラントに不要な力が加わると、上部構造(人工歯)が破損する恐れもあります。修正が利く段階であれば調整で済みますが、そのまま放っておくとだめになるケースもまれにみられます。そこで定期検診が必要になるのです。

その上で最低でも年1回はリコール（ハガキや電話などで定期検診のタイミングを通知すること）を行います。

固定式の場合は、状態により上部構造をアバットメントから外して、ネジの緩みや破損の有無を点検、清掃して組み立てることもあります。

基本的なチェックとして歯石を取り、噛み合わせを確認、必要に応じてレントゲン撮影をします。骨の吸収、炎症の有無も確認し、それぞれに必要な処置を行います。

歯科の豆知識　医療費控除

インプラント治療でかかった費用は医療費控除の対象になります。医療費控除とは1年間（その年の1月1日から12月31日まで）に支払った医療費が10万円以上の場合、医療費が税金の還付、軽額の対象となる制度です。

医療費控除は本人のみならず、家計が同じなら配偶者や家族も対象となります。共働きの夫婦で、妻が扶養控除から外れていても、妻の医療費を夫の医療費に合算することができます。仕送りをしている実家の親の分も合算することができます。

また、通院時の交通費も控除の対象となりますので、通院日時、病院名、交通費も控えておきましょう。ただし、自家用車での通院のガソリン代、駐車場代は控除の対象にはなりません。

医療費控除の計算法

その年中に支払った医療費−保険金などで補填される金額＝A

A−10万円または所得金額の5％(どちらか少ない額)＝医療費控除額(上限200万円)

所得金額が多い人ほど税率が高くなりますので、家族の中で所得の一番高い人が医療費控除をまとめて申告するのが税金を多く戻すコツになります。

医療費控除は５年前までさかのぼって申告が可能です。万が一、忘れてしまっても次回申告することができます。

詳しくは国税庁のホームページで確認ください。

第3章　インプラント治療ケーススタディ

ケース① 単独歯の欠損

虫歯で奥歯を1本失ってしまった。両隣の歯を削って連結するブリッジではなく、インプラントによって失った部分を単独で回復した。

インプラントの生着を待った後は、従来の材料による型取りではなく、患者さんの不快感の少ない口腔内スキャナーによって光学印象を行っている。生体になじみのよいジルコニア材料で被せ物を作製。デジタルで精密にデザインでき、エラーが少ない。

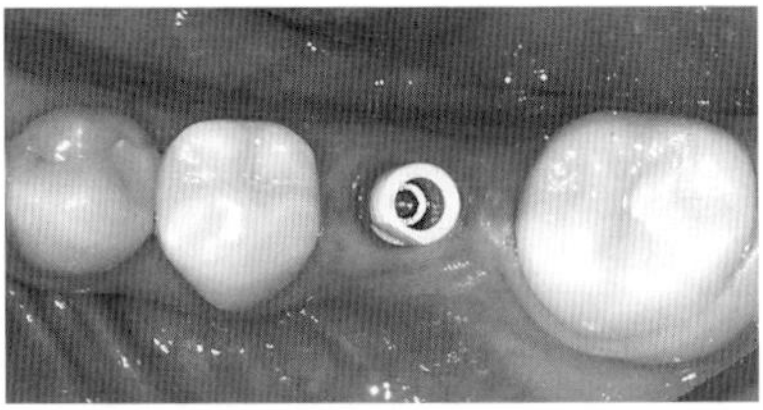

上面：治療前

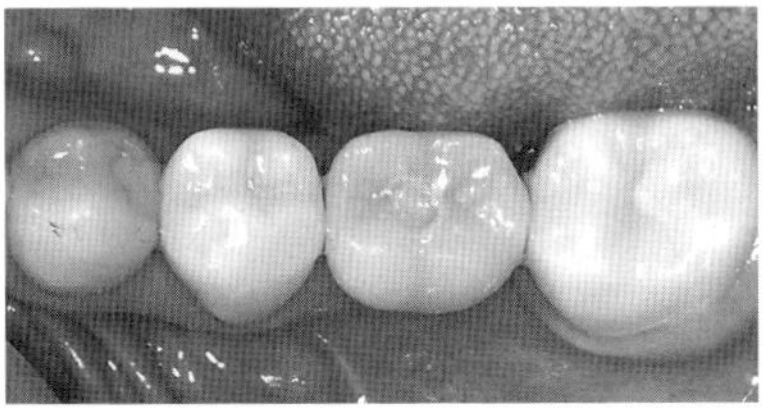

上面：治療後

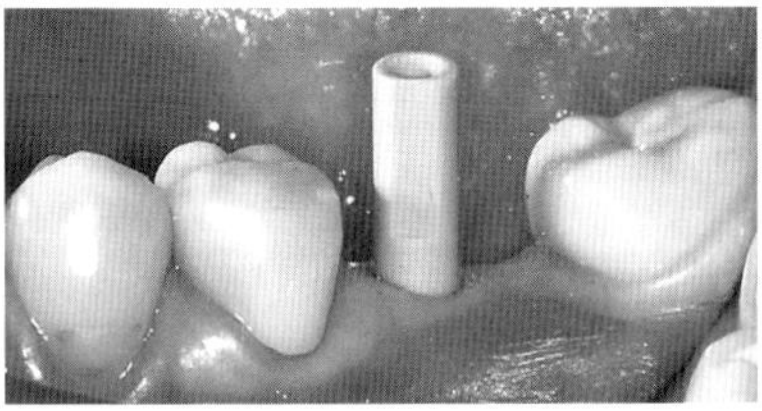

側面：治療前

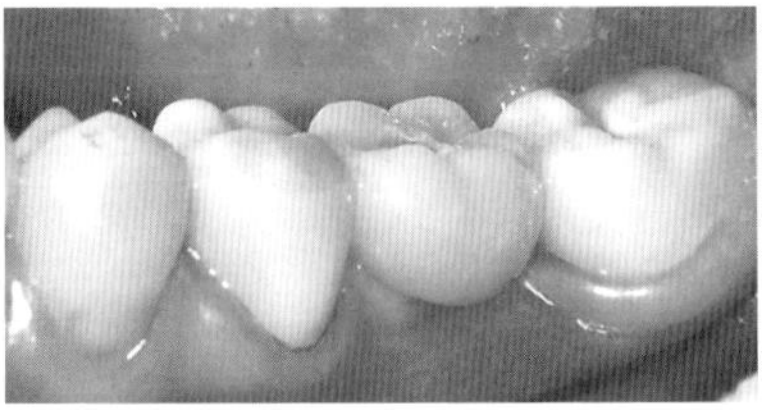

側面：治療後

口腔内スキャナー

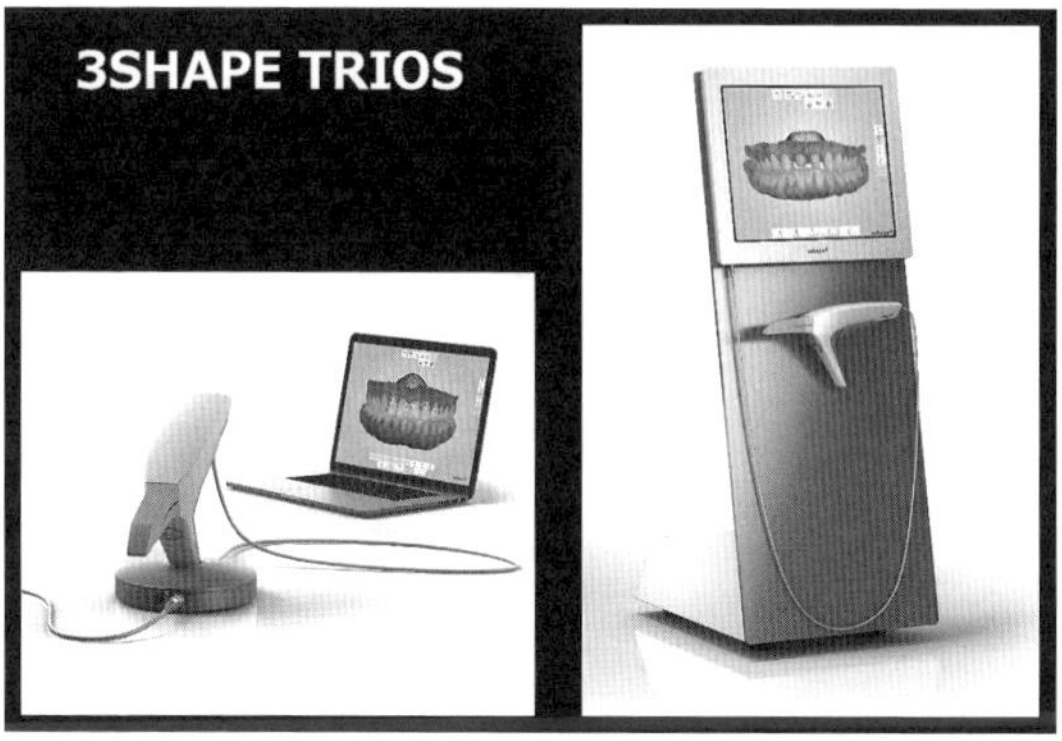

口腔内スキャナーの利用でデジタル化が進む。

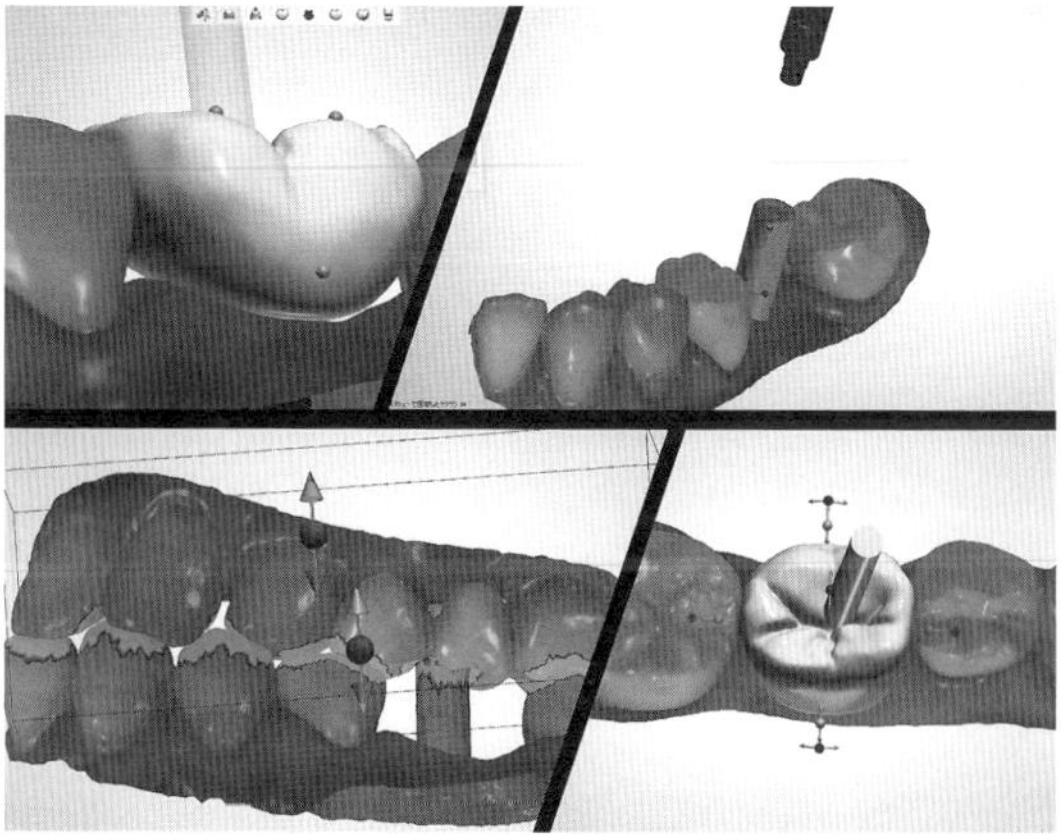

短時間で正確な3D印象をとることができる。

ケース② 両側奥歯の複数欠損

下顎の左右両側奥歯に複数の欠損がある。以前作った取り外しの部分入れ歯にはずっと違和感があり、退職を機に固定式の治療法を希望された。奥歯のない右側は固定式のブリッジが適応とならない（ブリッジを支える奥の歯がない）。長年入れ歯を使用していて、骨の幅が減っていたため、骨を作る処置ＧＢＲ（95頁参照）を併用して、両側ともインプラントで治療した。「違和感なく食事ができるようになった」とのこと。

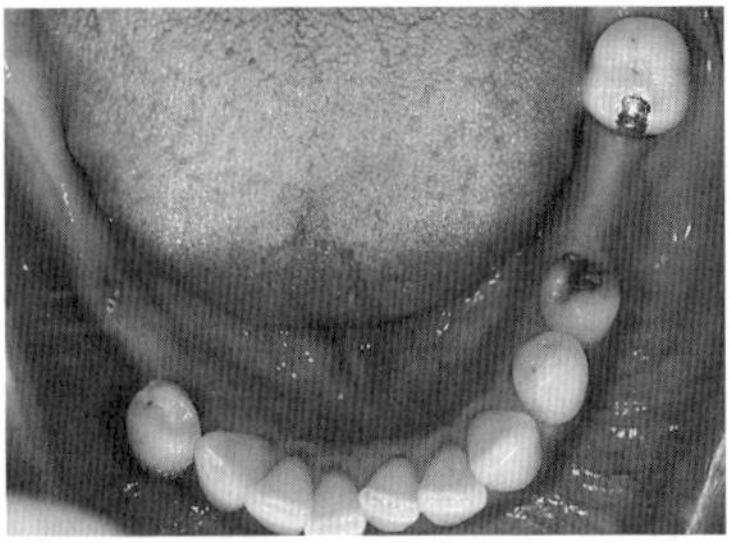

治療前

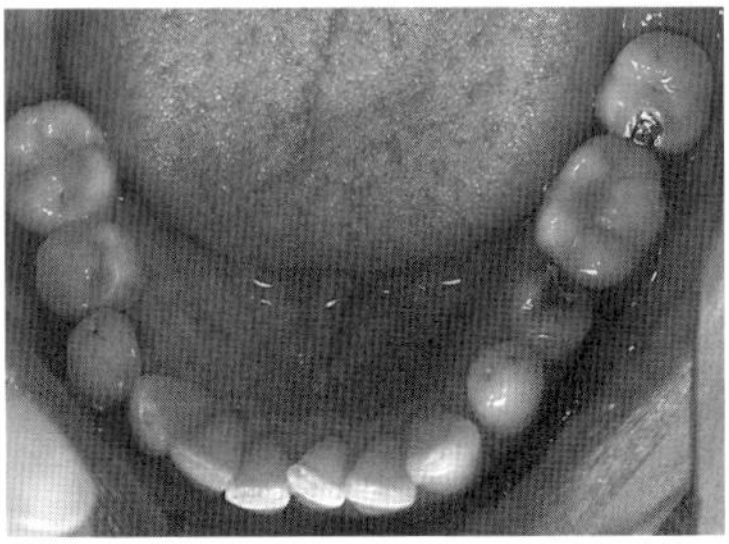

治療後

ケース③　前歯の複数欠損

３本分の歯を２本の歯根で支えるブリッジが入っていたが、歯根が折れてしまい、再度ブリッジができなくなってしまった。前歯ということもあり、患者さんは取り外しの入れ歯には抵抗があり、インプラント治療を希望された。破折した歯根の抜歯と同時に即日でインプラントを埋入した。２本のインプラントが３本の歯を支えるインプラントブリッジによって、前歯の審美性（見た目）と機能を回復した。

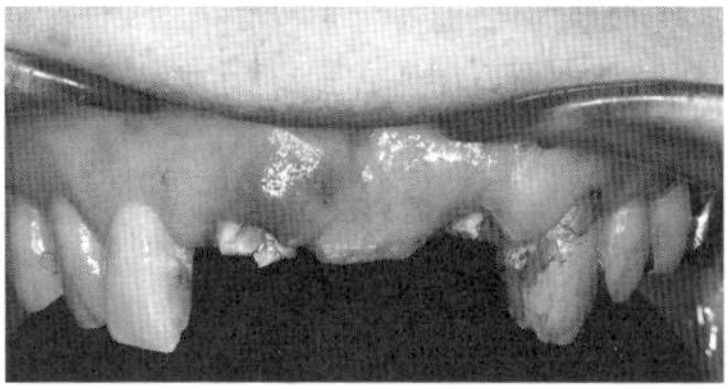

ブリッジをしていたが歯根が折れてしまった。

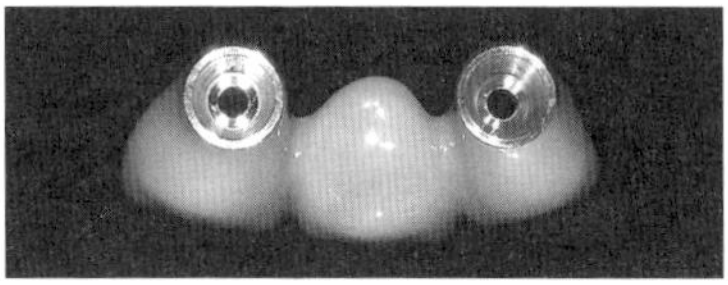

２本のインプラントで３本の歯を支えるインプラントブリッジ（接続部が見えるように真上から撮影）。

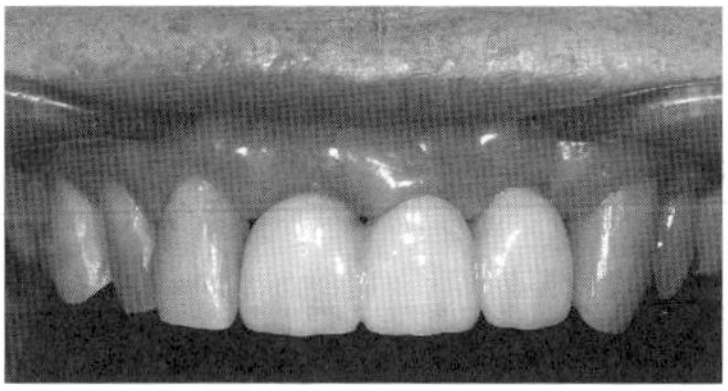

２本のインプラントを上顎の骨に埋め込み、上図のインプラントブリッジを装着した。

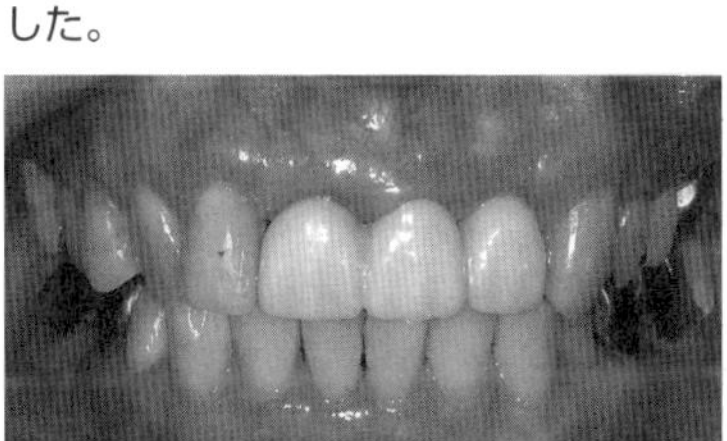

残っている自分の歯との違和感もなく、噛み合わせも回復した。

ケース④　無歯顎

歯周病で多数の歯を失い、上下1本ずつしか歯が残っていなかった。残りの歯もぐらぐらと動揺していた。保存は難しかったため2本とも抜歯し、総入れ歯を作製した。

患者さんは義歯の異物感を気にされ、より良い噛み心地のものを希望された。インプラントを上顎7本、下顎6本使用して固定性のジルコニア上部構造で全顎の機能回復を行った。骨の高さが足りない上の奥歯のインプラントには、骨の高さを回復するサイナスリフト（98頁参照）を併用している。

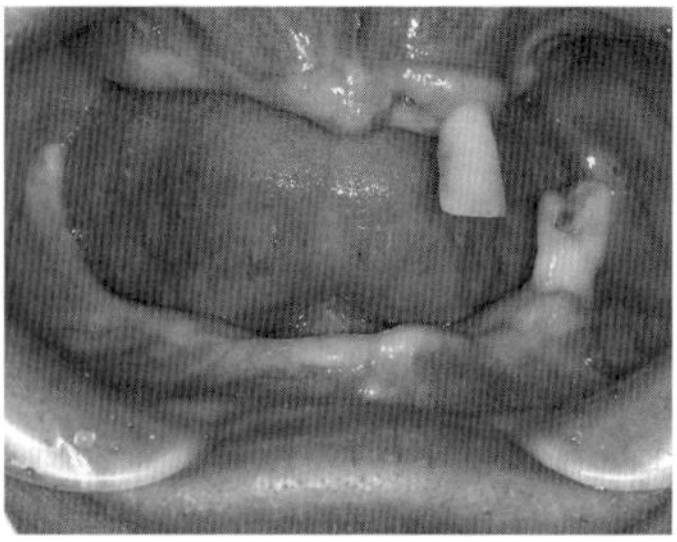

正面：治療前

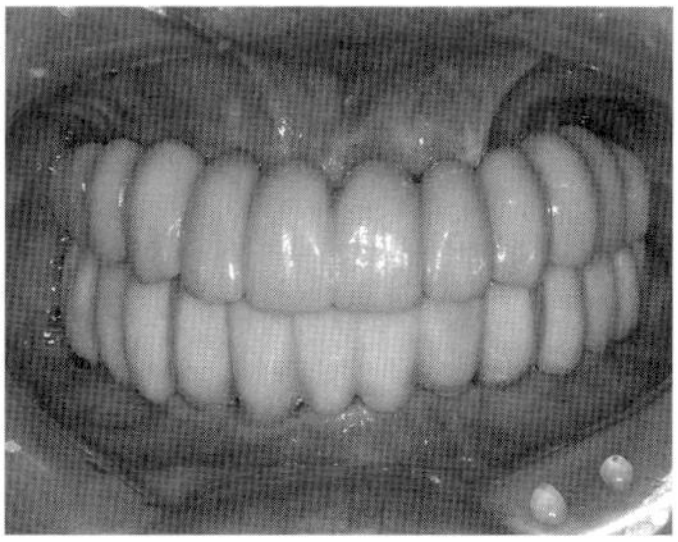

正面：治療後

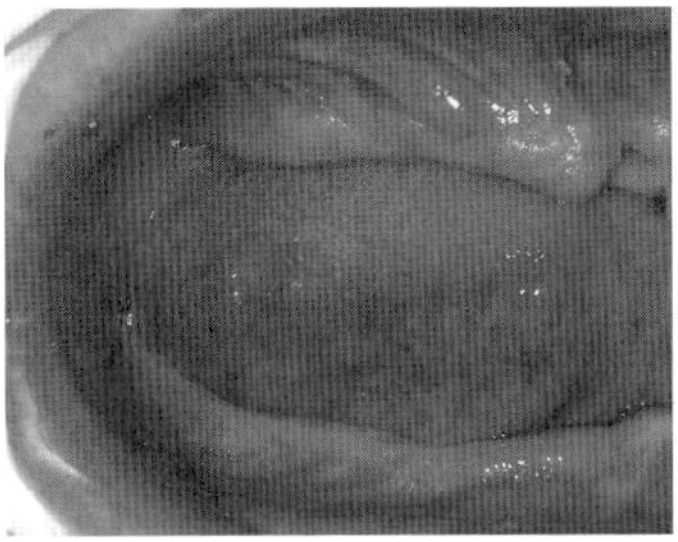

右：治療前

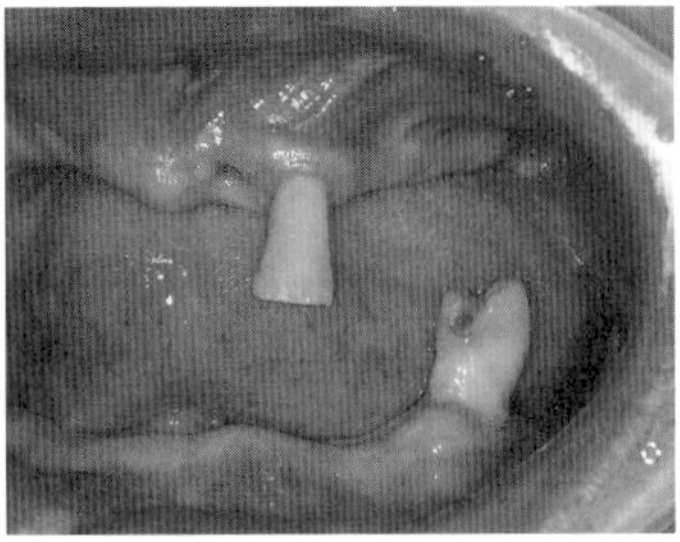

左：治療前

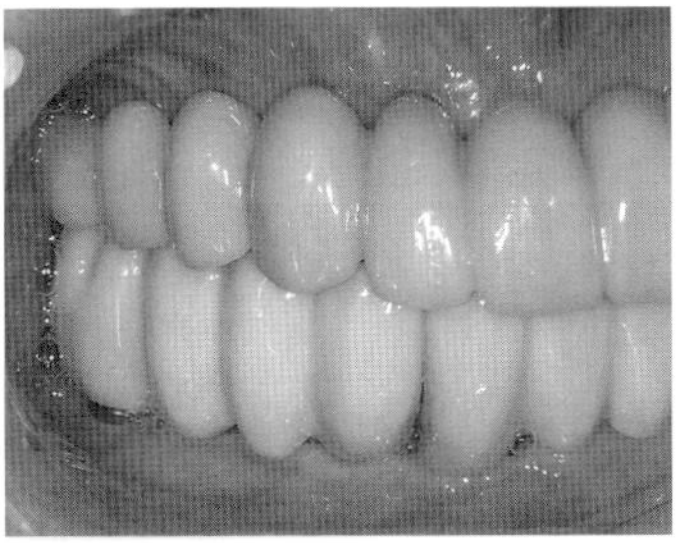

右：治療後

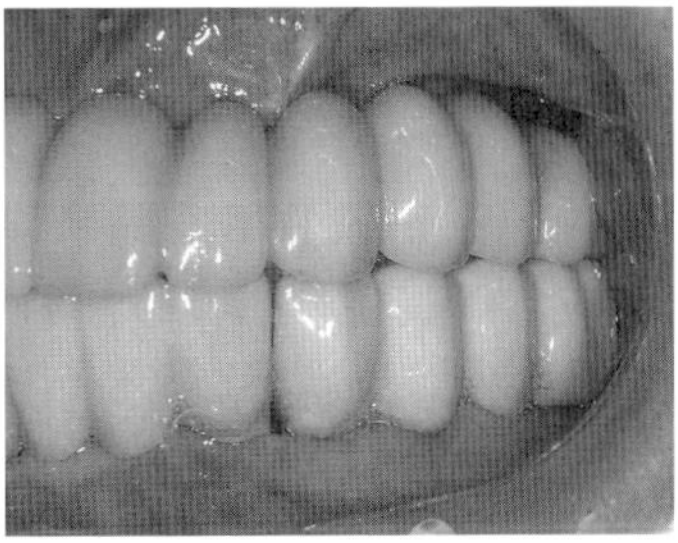

左：治療後

ケース⑤　上顎無歯顎

上の歯がなく、総入れ歯を使っていた。下顎は自身の歯が多数残っていた。上下の噛み合う力のバランスが取れず、また、上顎の異物感が強かったため、改善策を相談された。上顎にインプラントを2本埋入。アタッチメントを取り付け、取り外し式のインプラントオーバーデンチャーで治療した。これにより義歯は食事中にも落ちずに安定して下の歯と噛み合うようになった。異物感の出やすい義歯の口蓋《こうがい》部分をくり抜いた形にすることで、食べ物の温度の感覚や味わいが改善された。

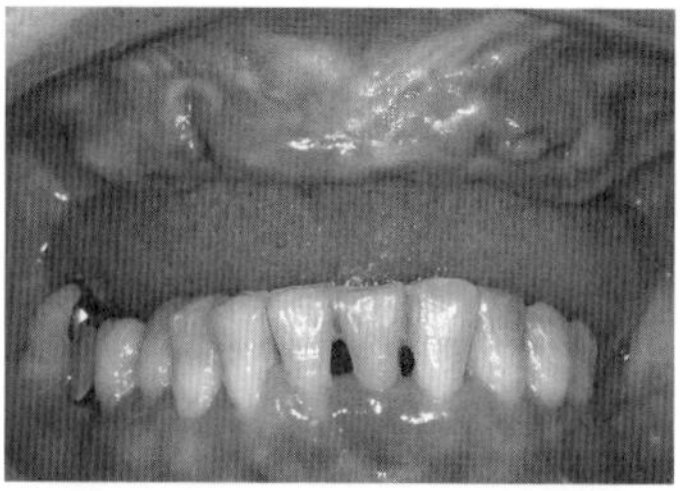

上は無歯顎で総入れ歯を使用していた。

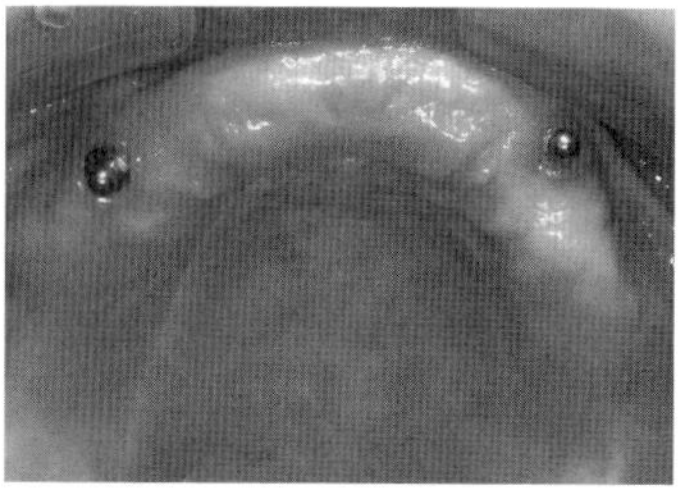

上顎にインプラント２本埋入した。

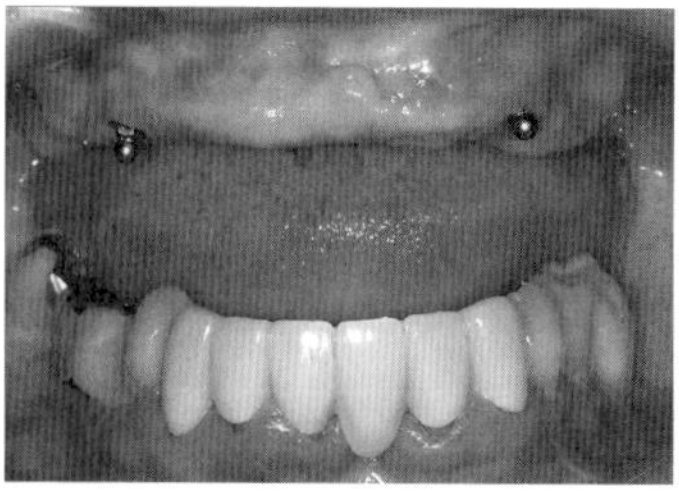

埋入したインプラントにアタッチメントを取り付ける。

オーバーデンチャータイプは取り外し式ではあるが、ケース④に比べインプラント本数や治療費負担を抑えた上で、従来の入れ歯の欠点を改善できる。（なお、左下奥歯は固定式のインプラントで１本分治療している。）

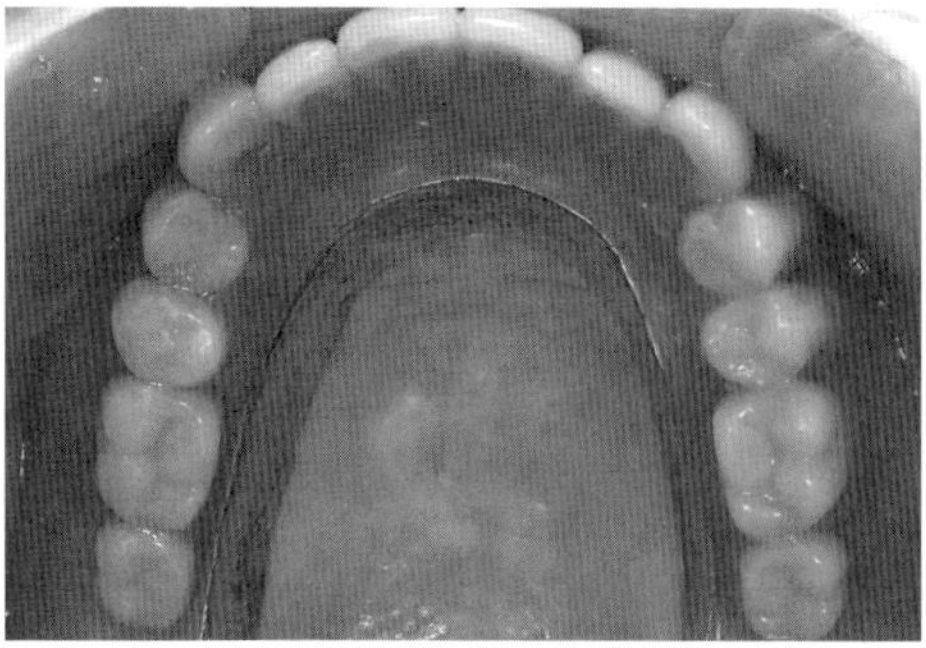

取り外し式のインプラントオーバーデンチャーを上顎に装着した。

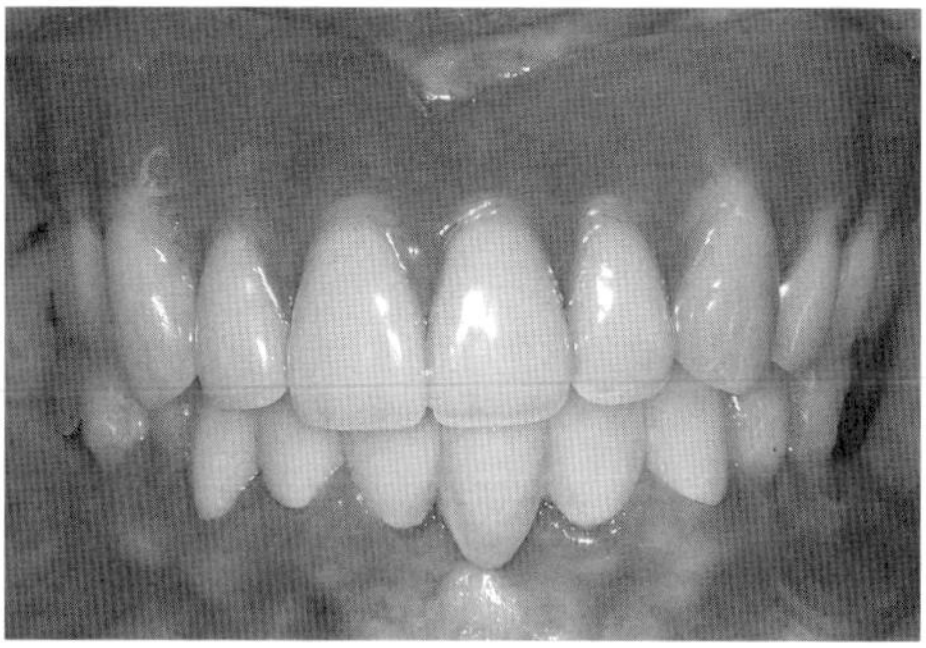

安定して下の歯と噛み合う。審美性にもすぐれている。

歯科の豆知識　感染予防対策　オゾンナノバブル水の利用

私たちの医院では、患者さんのみならずスタッフも含めた医院にかかわるすべての人のための感染予防の一環として、院内で使用する「水」にこだわっています。

近年、歯科医療の現場では、歯科ユニットの給水管内における「バイオフィルムによる汚染」が注目されるようになりました。バイオフィルムとは細菌が集まって形成される膜状のものです。

バイオフィルムが形成されてしまうと、普通の水道水では除去することができません。

そこで、化学薬品や高圧で押し流すのではなく、空気気泡のナノバブルにより、バイオフィルムを浮かせて、剥離させ、少ない流水量でもバイオフィルムを押し流すことでユニットチューブの除菌をします。

オゾンナノバブル水は、高度な生体適合性を保有しているにもかかわらず、低濃度でさまざまな微生物に関して殺菌、不活化能を有する一方、副反応物質が発生せず残留性がないといった優れたオゾン水の特性を冷暗所保存することにより数カ月、殺菌能の保持が可能となっています。したがって、設置後は、ユニットチューブにナノバブル水が常時充填され、バイオフィルムが付着しづらく、衛生的な環境が維持されます。

電解機能水のうち殺菌作用のあるものは酸性電解水である強酸性電解水、微酸性電解水、電解次亜水などがあります。しかし、トリハロメタン（発ガン物質）の発生や残留塩素といった環境への負荷という問題があります。

一方、オゾンナノバブル水において、オゾンは物質と反応後酸素に変化し環境への負荷はないといえます。

第４章　進化を遂げるインプラント治療

インプラントの最新治療法

第三の歯といわれるインプラント

歯のないところに人工の歯根を埋め込み、人工の歯を接着するインプラント治療は、見た目も機能も天然歯とほとんど変わらないことから、乳歯、永久歯につぐ、第三の歯といわれています。

抜けた歯の治療法としてインプラントの優位性は多くの人に知られているところですが、今やインプラント治療の技術は、骨の少ない部分にも骨を作ってインプラント体を埋め込むことができるようにまで進化しています。

噛む力、耐久性はもちろん、現在はそれに加えていかに美しく、早く、そして痛みがなくできるかというステージまで上がってきています。

進化し続けるインプラント治療の技術、最新方法を解説していきます。

ＧＢＲ（Guided Bone Regeneration）　骨誘導再生療法

インプラント体を埋め込むには骨の厚みが必要です。従来、骨量が足りずにインプラント治療ができなかった方も、この施術法で可能になっています。

ＧＢＲ、骨誘導再生療法とは生体が持っている治癒力を利用して骨の欠損部分を治す手術法です。骨の足りない部分に自家骨または人工骨を埋め、軟組織が入り込まないように特殊な膜で骨の欠損部分を覆います。膜の材料として、骨芽細胞などを誘導、活性化して骨組織を再建する生体活性成分のあるものが用いられます。

自家骨とは自分の骨のことで、骨盤の一部である腸骨や顎の骨になります。人工骨は骨補《ほ》填《てん》剤といわれるもので、ハイドロキシアパタイトやＢ－ＴＣＰなどのリン酸カルシウム系の材料、また炭酸アパタイト系の材料などです。個人差がありますが、４～６カ月で歯槽骨が再生されます。

ＧＢＲ法はインプラント体を埋め込む前に行う場合と、インプラント体埋め込みと同時に行う場合があります。どのタイミングで行うかは、増やす骨の量で決まります。増やす骨の量が多い場合は手術前に、少ないときは手術と同時に行います。

インプラント体を埋め込む前に行う方法

①歯肉を切開します。
②骨が足りない部分に自家骨か人工骨を入れます。
③骨の再生を促す特殊な膜を入れてピンで固定し、歯肉を元に戻します。
④約半年で骨が再生します。
⑤膜を除去し、インプラント体を埋め込みます。

インプラント体を埋め込むと同時に行う方法

①インプラント体を埋め込みます。
②骨が足りない部分に自家骨や人工骨を入れます。
③骨移植を行った周囲を、骨の再生を促す特殊な膜を入れてピンで固定し、歯肉を元に戻します。
④約半年で骨が再生します。
⑤膜を除去します。

GBR

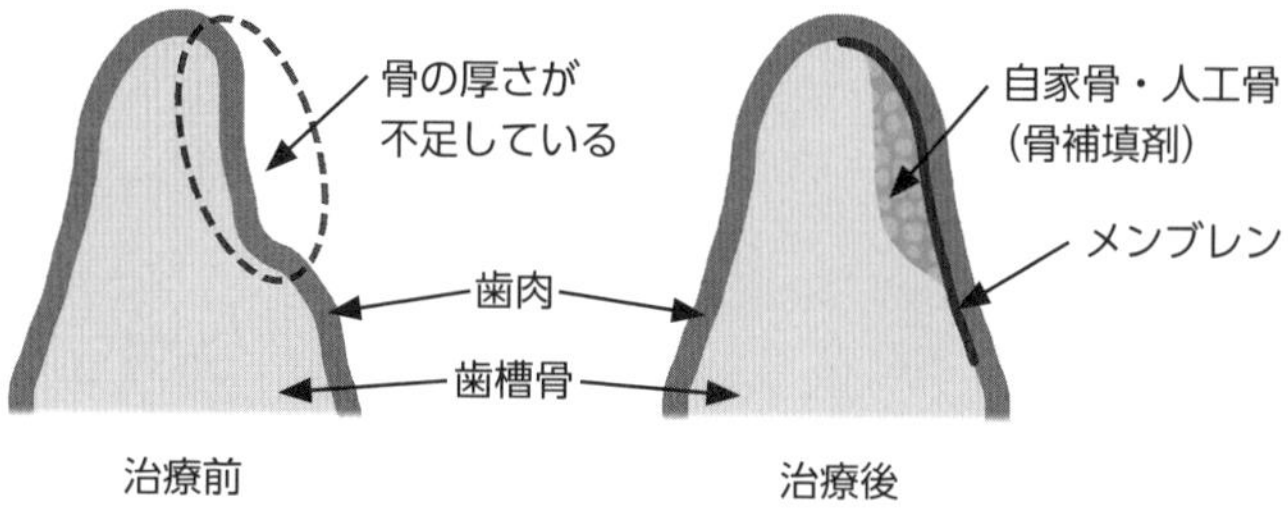

歯槽骨が不足している部位に、自家骨または人工骨を埋める。その上をメンブレンという人工膜で覆う。軟組織の混入を防ぎ、骨の再生を促進させる。

サイナスフロアエレベーション・ラテラルアプローチ法（上顎洞底挙上術）

上顎の奥歯の歯槽骨が薄くなっているケースで骨量、骨の高径を増大させる方法です。上顎の歯槽骨の上部（頬骨の奥）には、上顎洞（サイナス）という大きな空洞があり、鼻腔へとつながっています。このため上顎の骨は下顎に比べて骨が薄く、インプラント体の埋め込みが難しい場合があります。

また、上の奥歯を失うと上顎洞は下方に拡大します。失った歯の周りの歯槽骨は吸収されて歯槽骨の厚みも減少します。

そのため、インプラント体を埋め込む前に上顎の骨を補強するため、上顎洞に自家骨または人工骨（骨補填剤）を入れて、上顎洞の底部分の骨の厚みを作ります。

上顎洞底挙上術

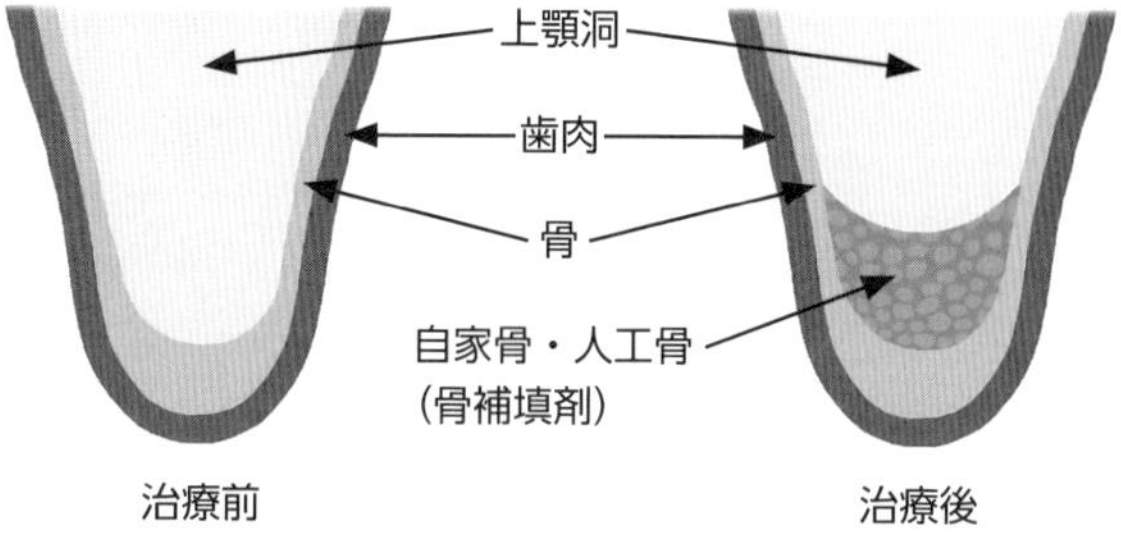

上顎洞を上に持ち上げ、自家骨または人工骨（骨補填剤）を入れることで骨の厚みを作る。

サイナスフロアエレベーション・クレスタルアプローチ法（ソケットリフト法）

ラテラルアプローチ法同様に、上顎洞底拳上手術法の一つです。インプラント体を埋め込むための穴を開けた後、特殊な器具を用いて少しずつシュナイダー膜（上顎洞粘膜）と骨の一部を押し上げ、できた隙間に移植骨や骨補填剤を填入してからインプラント体を埋め込みます。手術時間も短く、患者さんに対する負担も少ないので、注目されています。

①インプラント体を埋め込む位置に専用の器具で骨を抜きます。
②器具で骨を押し上げます。
③骨移植材を入れて、インプラント体を埋め込みます。

ソケットリフト法

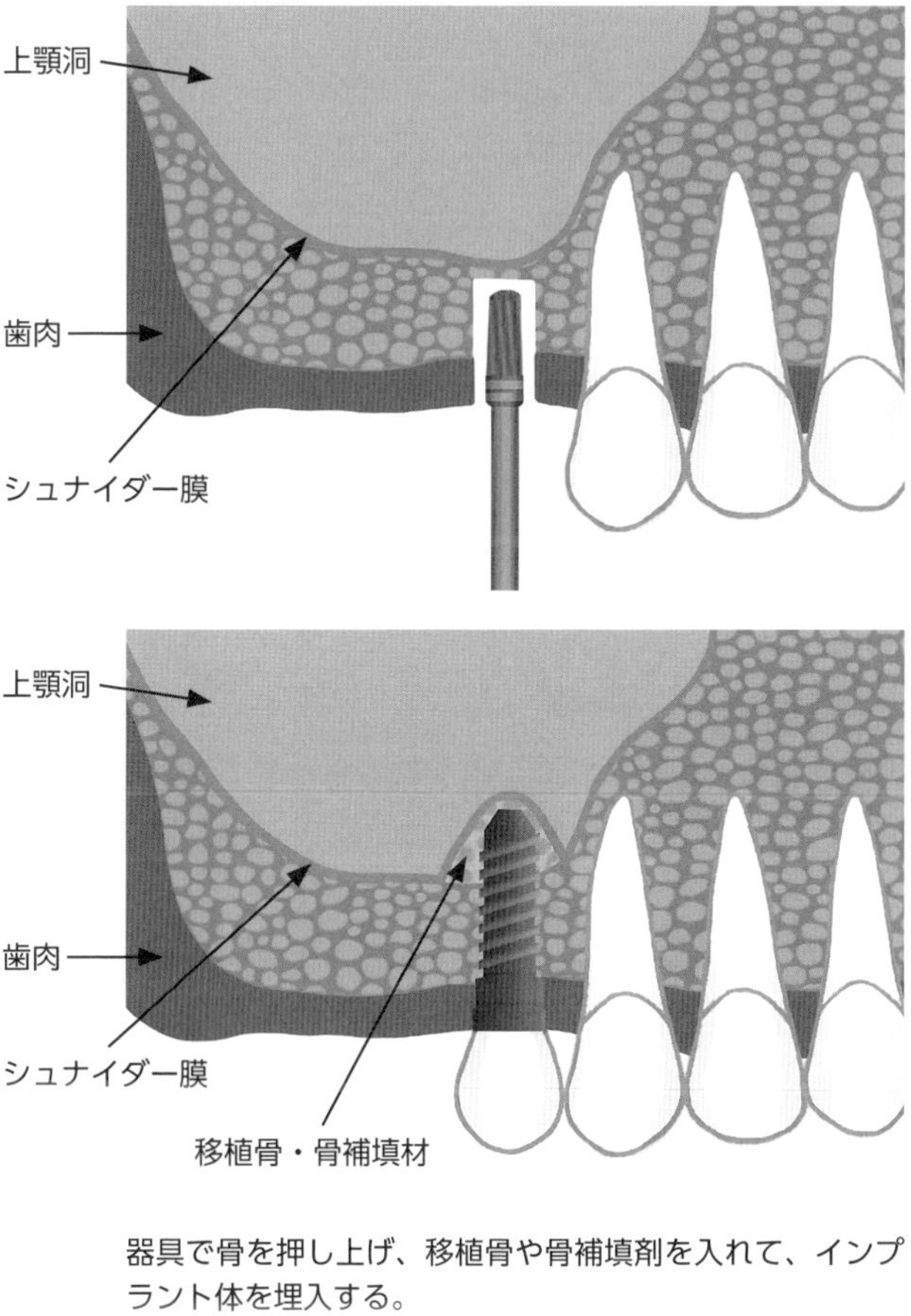

器具で骨を押し上げ、移植骨や骨補填剤を入れて、インプラント体を埋入する。

リッジエクスパンジョン法（歯槽堤拡大術）

歯槽骨が吸収を起こし、インプラント体を入れるための骨幅が不足している場合に骨を広げる方法です。歯槽骨頂に切り込みを入れ、骨を押し広げてからインプラント体を埋め込みます。スプリットクレスト法ともいいます。

リッジエクスパンジョン法

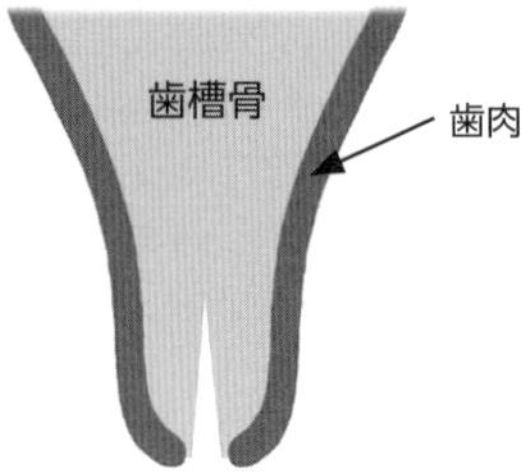

①歯槽骨頂に切り込みを入れる。

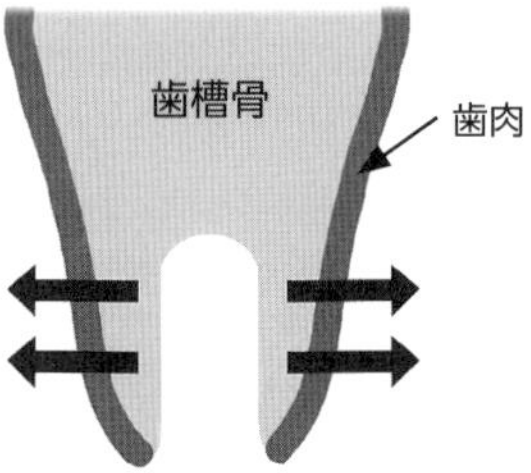

②骨を押し広げる。

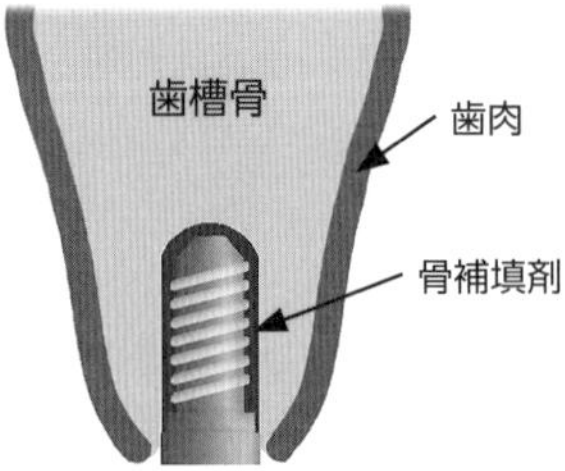

③インプラント体を埋入し、骨補填剤を入れ骨再成を促す。

細くなった顎の骨に割れ目を入れて、骨を拡大しインプラント体を埋入する。

ベニア・オンレイグラフト法(ブロック骨移植)

歯槽骨の高さや骨が足りない場合、別の部位から取ってきた患者さん本人の骨を歯槽骨に移植する方法です。自分の骨を移植するので、自家骨移植とも呼ばれます。

移植する骨は歯槽骨や顎の骨から採取します。患者さん本人の骨を使うので拒否反応がなく、骨同士の接合が良好に行えますが、歯の治療のために自分の骨を移植することに抵抗のある場合は、人工の骨補填剤を使用するケースもあります。

ベニア・オンレイグラフト法

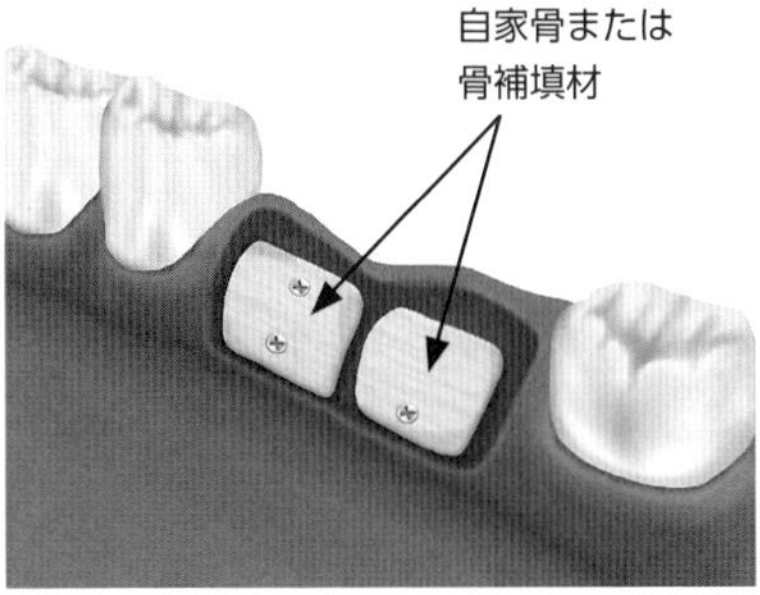

骨ができるまでに3~6カ月ほどかかる。

フラップレスインプラント

歯肉粘膜を切開しないでインプラント体を埋め込む方法です。通常のインプラント治療ではインプラント体を埋め込む際、歯肉を切開して顎骨を露出させることが必要でした。それにより痛みや腫れが生じていましたが、フラップレスインプラントはドリルでインプラント体埋入に必要最低限の穴を開けるだけなので傷も小さく、痛みも腫れもほとんどありません。

次に挙げたように多くのメリットがありますが、患者さんの骨量が不十分だとできない場合もあります。

フラップレスインプラントのメリット

- 患者さんの負担が軽減できる。
- 手術時間が短くて済む。
- 術後の腫れや痛みが少ない。

抜歯即時インプラント

抜歯してすぐにインプラント体を埋入する方法です。抜歯とインプラント体埋入が一度でできるので、ダメージや手術回数、通院回数、通院期間が少なくて済みます。また、審美的にも美しい歯冠に仕上げやすいというメリットがあります。前歯が折れ、歯根も破折した場合などに適しています。

抜歯即時インプラントのメリット

- 治療期間が短くて済む。
- 手術が１回で済む。
- 傷の回復が早い。
- 見た目が自然の仕上がり。

オール・オン4

無歯顎の型や多くの歯を失った方に、4本のインプラント体をバランスよく骨に埋入する手術のことです。その日に固定式の仮歯を入れますので、すぐに噛むことができます。機能面だけではなく、審美的にも自然です。

6本のインプラント体を埋入する場合は、オール・オン6といいます。

オール・オン4のメリット

- インプラント体の埋入が4本のみなので、最小限の侵襲で済む。
- 1日で固定式の歯が入る。
- 総費用が抑えられる。
- 審美性に優れている。

オール・オン４

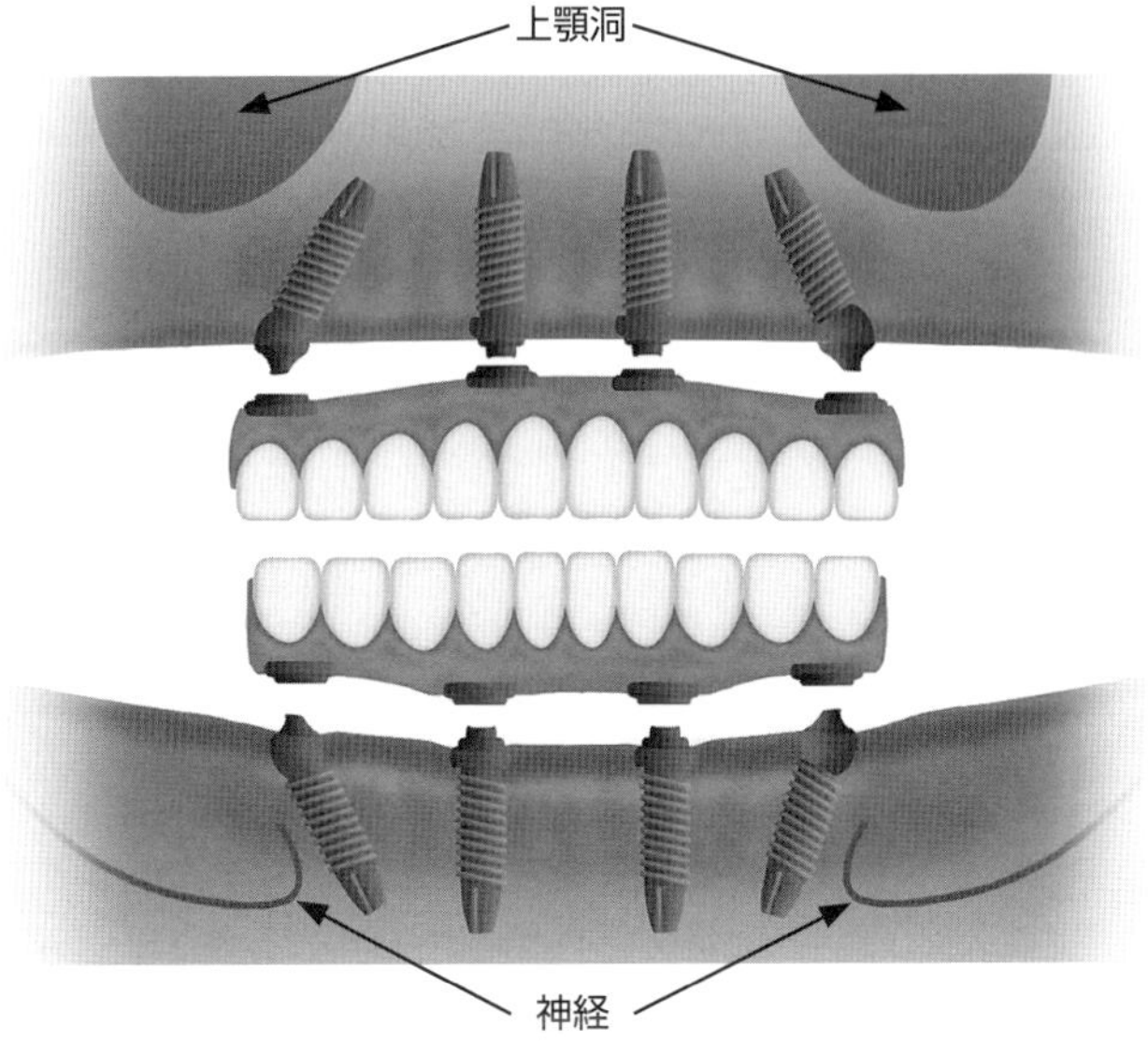

奥のインプラントを骨のある部分へ斜めに埋入することによって、インプラントにかかる力を均等に配分でき、少ないインプラントでもすべての人工歯を支えることができる。

歯科の豆知識　歯ブラシの選び方

歯ブラシは小回りが利いて磨きやすいよう小さなヘッドで毛束が密なものを選びましょう。毛は普通の硬さのナイロン製が最適です。豚毛など動物の毛を使った歯ブラシは水切れが悪く、乾燥しにくいため雑菌が溜まって不衛生になりがちです。また、硬い毛は歯や歯肉を傷つけることがあります。

歯肉に炎症がある場合は、柔らかめの歯ブラシを使用し、炎症が治まってきたら普通の歯ブラシを使用します。

小さい歯ブラシが良いということで子ども用のものを使う方がいますが、子ども用の歯ブラシは柄が短いので、かえって力が入りすぎてしまいます。大人用でヘッドの小さい歯ブラシを選ぶようにしましょう。

第5章　インプラント治療Q＆A

治療の概要について

Q1　インプラント治療に向いている症例、向いていない症例は？

　インプラント治療は歯が1本、また数本抜けてしまった人からすべての歯を失ってしまった人まで広く適用できる治療法です。入れ歯を使っているが入れ歯のバネなどが気になっている人、発音や発声に不便を感じている人、入れ歯が合わず不快感がある人、また、歯周病で歯がぐらぐらしている人、ブリッジをするために健康な歯を削ることに抵抗のある人などにもお勧めできる治療法です。

　インプラント治療は入れ歯と違い、顎の骨に人工歯根であるインプラント体を埋め込んで固定する治療法ですので、周囲の歯に負担をかけません。歯周病の人でも残っている健康な歯に負担をかけることはありません。

　このようにインプラント治療は、歯を失った人のさまざまなケースに対応できる治療法なのです。

Ｑ２　インプラント体埋入にかかる時間はどれくらい？

インプラント体埋入にかかる時間は、埋入するインプラント体の本数によって異なりますが、だいたい30分から２時間程度です。

Ｑ３　インプラント治療は何歳から何歳まで受けられる？

インプラント治療は通常、顎の骨の成長が止まった16～18歳以上なら特に年齢制限はありません。全身疾患がなければ高齢者でも可能です。

Ｑ４　交通事故で欠損した歯もインプラント治療は可能？

もちろん可能です。事故で歯を破折した場合は、周囲の歯が無傷の場合も多く、インプラント治療なら周囲の健康な歯を損ねることなく治療が進められます。

Q5　金属アレルギーでもインプラント治療は可能？

インプラント体の主素材であるチタンは生体親和性が高く、歯以外にも心臓のペースメーカーや人工関節の部品にも使われていて、金属アレルギーの方でも問題はありません。

ただし、最近はチタンアレルギーという症状の方がいるという報告もありますので、治療前に専門医療機関でどの金属にアレルギーがあるか検査することをお勧めします。

Q6　歯周病でもインプラント治療は可能？

歯周病は歯ぐきに感染して歯肉炎を起こし、進行すると骨を破壊して歯を支えられなくなります。歯周病でもインプラント治療は可能ですが、事前に治療をしておかないとインプラントにも歯周病と同様の症状の「インプラント周囲炎」が起きてしまいます。また治療後のメインテナンスもより一層重要となります。

Q7　糖尿病でもインプラント治療は可能？

糖尿病は血中のブドウ糖濃度が高くなるため免疫力や抵抗力の働きが弱く合併症を起こしやすくなり、治癒に時間がかかる場合もあり、インプラント治療を行う場合は注意が必要です。

患者さんによって糖尿病の症状、病態が異なりますので、すべての人がインプラント治療を受けられないわけではありませんが、治療可能な目安として次を参考にしてください。

- 空腹時の血糖値が１４０mg／dL以下である。
- ケトン体（－）、ＨｂＡ１ｃ６・９％未満である。
- 口腔内の清掃が行えている。

Ｑ８　高血圧でもインプラント治療は可能？

高血圧の方でも降圧剤などできちんとコントロールができていれば、基本的に問題なくインプラント治療が行えます。

心臓病や肝臓病など持病がある方も常用している薬を歯科医師に報告して、相談の上、インプラント治療を行うようにしましょう。

Q9　骨粗鬆症でもインプラント治療は可能？

インプラント治療は顎の骨にインプラント体を埋め込むので埋入可能な骨量がないと不可能とされていた時代もありましたが、現在は骨移植など治療法が進化しているので治療は可能です。

骨粗鬆症《こつそしょうしょう》とインプラント治療については、「骨粗鬆症であることはインプラント治療の危険因子にはならない」（『インプラントジャーナル・オーラルマキシロフェイシャル』１９９３）と発表しています。

骨粗鬆症の治療に使用されるビスフォスフォネート製剤を服用している場合は、インプラント治療が行えない場合もありますので、注意が必要です。自身が服用している薬剤はきちんと把握して、歯科医師への報告を忘れないようにします。

Q10　治療期間は？

手術法が1回法、2回法かによっても異なりますが、通常4～12カ月程度です。インプラント治療はインプラント体埋入後、骨に結合するまでの安定期間を置くことから、ある程度の期間がかかります。安定期間は上顎で４～６カ月、下顎で２～３カ月以上とされています。これに術前処置、インプラントの上部構造である人工歯の作製期間を加えると、上顎で６～10カ月、下顎で３～７カ月以上の治療期間が必要です。

Q11　通院回数は？

通院回数はケースによって異なりますが、一次手術前に２～３回通院し、一次手術、手術後２週間は傷口の洗浄のために２～３回通院、抜歯、安定期間中は人工歯の作製と取り付けのために１～２カ月で４～８回程度の通院が必要になります。

Q12　インプラント治療後の定期検診の回数と内容は？

通常、定期検診はインプラント治療終了後、１週間後、１カ月後、３カ月後、半年後、その後は６カ月毎で行います。

内容は

・問診（痛み・不都合ないか）
・噛み合わせのチェック（高さは大丈夫か、揺れはないか）
・歯ぐきの状態のチェック（出血はしていないか）
・汚れのチェック（インプラントの周囲に汚れがついていないか）

などを行います。

検診にかかる時間は30分程度です。万が一、検診の中で不具合が見つかったら、レントゲン撮影をしたり、汚れが溜まっているようであればクリーニングを行います。

インプラントは術後のメインテナンスによって、耐用年数が大きく変わってきますので、定期検診は忘れないようにしましょう。

Q13　インプラント治療は痛い？

インプラント治療は麻酔をして行うので痛みの心配はありません。痛みの感じ方には個人差がありますが、一般的に抜歯のときの痛み程度です。

歯科で使用する麻酔には表面麻酔、局所麻酔、静脈内麻酔などがあります。

表面麻酔とは皮膚に注射針を刺すときの痛みを軽くするものです。また、麻酔機器の針も細くなっているので痛みも軽減され、安心して麻酔をすることができます。

Q14　インプラントと天然歯では食感の違いがある？

ほとんど変わりませんが、中には若干違うという感覚を持つ方もいらっしゃいます。それは、天然歯とインプラントの構造の違いによるものです。天然歯の周りには歯根膜があり、クッションのような役目を果たしています。そのため天然歯は１００ミクロン（０・１ミリ）程度の可動性を有しています。インプラントには歯根膜がありませんので可動性はなく、一度埋め込まれたらほとんど動くことはありません。

Q15　インプラント治療を行う歯科医院の選び方は？

インプラント治療はすべての歯科医院で行っているわけではありません。

インプラント治療は確かな技術や専門知識、豊富な経験、多岐にわたる症例への対応などが重要になりますので、歯科医院選びは慎重にしましょう。

次に歯科医院を選択するポイントを挙げていきます。

・公益社団法人　日本口腔インプラント学会の専門医であること。

経験と実績を知る上での重要なポイントとなります。数々の学会がありますが、唯一日本で厚生労働省が認めた公益社団法人です。

・医院の衛生管理状態がよいか。

院内感染への取り組みは重要なポイントの一つです。十分な滅菌、消毒、ディスポーザブル（使い捨て）製品の導入など。

・インフォームド・コンセントは十分か。

治療法から費用まで、患者が納得のいくまで説明してくれるか。

・最新の設備を設置しているか。

ＣＴ撮影装置を設置しているか、または自分の医院になくても、提携先などがあり撮影できる環境であるか。

・1回の治療に十分な時間を取るか。

・歯磨き指導などの歯周病予防に力を入れているか。

・計画書、契約書、領収書など書類をきちんとそろえているか。

Q16　インプラント治療の費用は？

インプラント治療は健康保険が適用されない自由診療で、インプラント体を入れる本数やケースによってかなりの幅があります。デンタルローンを適用できる歯科医院もあります。また、インプラント治療の費用は医療費控除の対象になります。

一般的に１本で埋入から被せ物まで入れておおよそ25〜35万円位のところが多いようです。

Q17　インプラント治療を行えば歯周病にはならない？

インプラント治療を行ってもブラッシングなどの日ごろのケアを怠れば、インプラント周囲炎になってしまう場合もあります。インプラントは人工歯根で天然歯と異なり神経が通っていません。そのため炎症を起こしていてもある程度進行しないと気付かないことがありますので注意が必要です。

Q18　インプラントの耐久性は？

インプラントの寿命は手入れ次第ともいえるでしょう。日々の手入れが悪ければ、インプラント周囲炎を起こしてしまうこともあります。

埋入したインプラント自体の耐久性は、極めて安定した状態を保つことができます。しかし、長い期間使用していれば金属疲労などの問題が起きることもあるかもしれません。

また、噛む力が普通より強い方はインプラントが折れてしまう場合もありますので、一概に何年持つとは断言できません。前述したようにインプラントを長期にわたり、良好な状態で保つためには、きちんと定期検診を受けること、毎日のケアを怠らないことが大切です。

治療内容について

Q19　一時手術でインプラント体を埋め込んだ後、歯は抜けたまま？

通常は見える部分では仮歯を作成して入れます。入れ歯を使用していた方は、裏打ちをした入れ歯が使えますので、治療期間中、歯がないということはありません。

Q20　術後2週間は仮歯も入れ歯もできない？

少ない欠損なら仮歯を隣の歯（隣在歯）に固定できるので、手術の日に仮歯を装着することが可能です。義歯の場合は２週間程度、入れることができません。無歯顎の方で、どうしても義歯がないと困る場合（職業柄人前に出る方など）は、仮の（暫間）インプラントを数本インプラント間に埋入して維持として使い、その後、除去するという方法もあります。ただし、ある程度のコストがかかります。

Q21 インプラント矯正とは？

インプラントを顎の骨に埋入し、そこを支点として安定した力で歯を動かす方法です。歯列矯正は歯に適切な力を加え、歯を動かし、歯並びを改善する方法で、通常はワイヤーを使ってワイヤーでつながった歯と歯がお互いに引き合うことで移動させますが、引く力が安定しないのが難点でした。

そこで、インプラントの素材のチタンが骨と結合する性質を利用して、顎の骨にインプラントを埋入して、そこを支点として歯を移動させる方法を開発したのがインプラント矯正です。ワイヤーだけの矯正で2~3年かかる症例が、ケースによってはインプラントを用いることで半分くらい治療期間を短縮できるようになりました。

Q22 骨移植の危険性は？

以前は歯槽骨や顎の骨から骨を採取する方法が取られていましたが、現在は人工の骨材料を使いますので、体に負担をかけることはありません。この方法は整形外科で30年以上前から使われている技術ですから、安全性に問題はありません。

移植材料には多くの種類がありますので、担当医から日本での認可の有無などの説明を受けるようにしましょう。

Q23　総入れ歯からインプラントに替えられる？

インプラント治療は歯が全くない無歯顎の方でも対応できる治療法です。ただし、歯が抜けて長い時間がたった歯槽骨は次第に吸収されて歯ぐき自体が痩せてしまっている場合も多いためインプラント体を埋め込みにくくなっている場合もあります。

適切な検査を行って治療法を選ぶようにしましょう。

Q24　インプラントは抜けた歯と同じ数だけ埋入する？

歯が１本から数本、単体で抜けている場合はその数だけインプラントが必要になります。

しかし、隣接した歯が多数本抜けていて顎の骨も十分な場合は、少ない本数のインプラントを埋め込むことでインプラント治療が行えます。

Q25　1回法と2回法の大きな違いは？

インプラント治療の手術法には1回法と2回法があります。インプラント体を歯肉の下に埋め込むのが2回法、インプラント体またはキャップが手術後に歯肉の上に出るのが1回法です。骨と結合するまでに義歯を入れたいときは2回法でないとキャップが邪魔で義歯が入れられません。1回法は仮の義歯は入れられませんが、手術が一度で済みますので、患者さんの負担が軽減できます。

Q26　抜歯即時と通常の治療の違いは？

抜歯即時インプラントは、表記文字のごとく、歯を抜いたらすぐにインプラントを埋め込む方法です。一般的なインプラントの場合、早期埋入では粘膜が治癒した6〜8週間後、通常では抜歯した部位が治癒した約6カ月後にインプラント治療を行います。症例によって使い分ける必要がありますが、抜歯即時の術式も確立してきたので数多く適用されています。

Q27　静脈内麻酔を行えば痛みは全く感じない？

静脈内麻酔（静脈内鎮静法）は意識を失うことなく、不安や緊張感を和らげる方法で治療に入る前にウトウトと眠ったような状態になり、全身麻酔のように意識を失うということはありません。

静脈内麻酔を使用する場合、術中は全身管理を行う必要があります。麻酔医が患者さんの心拍や血圧などのデータを把握しながら治療を進めます。使用する薬剤は身体に対し有害な作用はなく、極めて安全なものです。静脈内麻酔は問い掛けには反応でき、体の防御反射も保たれているので、安全性が高いという特徴があります。健忘作用があるので、目覚めたときには治療中の記憶はほとんど忘れてしまっているという利点もあります。

Q28　チタンの安全性は？

インプラントに使われる主な材料はチタンです。チタンは人体によくなじむ金属でアレルギーにもなりにくいことから、次のような医療にも使われています。

・心臓の人工弁（ペースメーカー）

・人工関節
・頭蓋骨の代用
このようにチタンは安全性の高い金属として、人体の補修や補強に用いられています。チタンの表面をざらざらに加工してより骨との結合を強くするよう改良された製品や、ハイドロキシアパタイトという特殊素材をチタン表面にコーティングしてあるインプラント体もあります。

Q29 インプラント手術中はどんなトラブルがある?

インプラント手術中のトラブルには
・出血が止まらない
・神経や血管を傷つける
・ドリル摩擦により骨にダメージを与える
・インプラントが空洞を突き抜ける
・適切な位置に埋入されない
などがあります。

このようなトラブルも

- 事前のＣＴ検査で神経や骨の位置、厚みを確認する
- 止血処置を的確に行う
- ドリルに水をかけながら行う

などの対応で防ぐことができます。

術後について

Q30　術後、腫れや痛みが出た場合は？

術後の感染防止のため、抗生物質や炎症を抑えるための消炎鎮痛剤を服用します。詳しくは主治医の指示に従うようにしましょう。

Q31　術後、食事は取れる？

インプラント治療直後は柔らかいものを中心に食べるようにします。傷口が落ち着くまでは刺激物や熱いものも避けるようにしましょう。お酒やたばこなども控える、できればたばこに関してはインプラント治療をきっかけに禁煙することを強く勧めます。

インプラント体が骨と定着するまではインプラント自体に負担がかからないように、2週間程度は刺激を与えないよう固い食べ物は避け、柔らかいものを食べるようにします。

Q32　術後の注意事項は？

手術後2週間程度は傷口の洗浄のために2、3回通院します。これまで入れ歯を使用していた人は、手術後2週間は入れ歯の使用は控えます。これは埋入したインプラント体に刺激を与えないようにするためです。2週間後には傷を刺激しないよう裏打ちした入れ歯が使えるようになります。

食事も硬いものは避け、柔らかいものを食べるようにします。この間、その部位以外は歯磨きをして、食後はうがい薬や水で口をすすぎ、清潔を保つようにします。また、アルコールやたばこなどの刺激物は控えます。

Q33　インプラントを入れた後にMRI、CT検査を受けても大丈夫？

インプラント治療に使用する材料の多くはチタン製です。チタンは金属の中でも磁気に反応を示さない非磁気性金属ですから、ＭＲＩもＣＴ検査も心配なく受けることができます。

Q34　周りの人から見てインプラントだと分かる？

見た目でインプラントだと分かることは、ほぼないでしょう。インプラントは単体で自立しているので、部分入れ歯のように固定するためのバネは必要ありません。インプラントの上にかぶせる人工歯にもさまざまな素材、色合い、光沢、透明感、質感のものがありますので、その中からより周囲の天然歯となじむものを選ぶことが可能です。

Q35　治療後のセルフケアは？

インプラントは虫歯にはなりませんが、歯周病（インプラント周囲炎）にはなりますので天然歯と同様に治療が終了してからのケアが重要です。もともと、インプラント治療を行わなくてはならなくなった理由は虫歯や歯周病で歯を失った方がほとんどだと思います。

ブラッシングを怠ると歯周病菌が歯ぐきから侵食し骨が吸収されてしまい、インプラントが持たなくなってしまいます。インプラントを長持ちさせるために、歯と歯ぐきの間などをしっかりとブラッシングしましょう。

Ｑ36　治療後、インプラントが破損してしまったら？

万が一、インプラントが破損しても修復は可能です。また、私どもの歯科医院では保証期間を設けています。

歯科用語集

―あ行―

アタッチメント
補綴物の維持と安定のために使われる補助的な器具。義歯をつなぐ道具。

アパタイト
リン酸カルシウムの一種。歯や骨などの無機質の主成分を占めるのはハイドロキシアパタイト。

アバットメント
インプラントは歯根にあたるインプラント体と歯冠にあたる上部構造からなっているが、アバットメントはインプラント体に上部構造を固定するための支台装置。

印象採得（いんしょうさいとく）
歯型を取ること。

インフォームド・コンセント
医師が患者に対して、受ける治療の方法や意味、効果、危険性、予後、治療にかかる費用などについて、十分にかつ分かりやすく説明を行い、その上で治療に対する同意を得ること。

インプラント
失った歯の代わりとなる人工物を埋入すること。インプラント体（人工歯根）を失った歯の部位の顎の骨に埋入し、その上に人工歯を装着する。チタン製のインプラントが顎の骨と強固に結合するので自分の歯のように噛むことができる。

インプラント周囲炎
インプラント周囲の炎症。細菌の出す毒素によってインプラント周囲の骨がなくなる、歯周病と同じ症状を呈する。

インプラント体
インプラント治療において顎の骨の中に埋める部分。天然の歯の歯根の部分にあたる。フィクスチャーともいう。

インレー

虫歯などで歯に穴があいたときに合着する修復物。

齲蝕（うしょく）

虫歯。

オール・オン4（オール・オンフォー）

手術をしたその日のうちに固定性の仮歯が入れられる超スピーディに行える無歯顎の人のためのインプラント治療法。オール・オン4では通常4本のインプラントを用いるが、4本のうち両側の2本を口の奥の方（喉側）に傾斜をつけて埋める。これにより4本のインプラントで台形を形づくるため、非常に倒れにくい丈夫な構造になる。

オッセオインテグレーション

生きている骨組織とインプラントが光学顕微鏡レベルで結合すること。骨を表すラテン語のオス（os）と、結合を表す英語のインテグレーション（Integration）が組み合わされてできた言葉。現在のインプラントはこの骨結合型インプラント（オッセオインテグレーション・インプラント）が主流。チタン製の人工歯根が骨と強固に結合するので天然の歯と変わらない噛み心地を得ることができる。

オトガイ

下顎の正面部分。自家骨移植の際はこの部位から骨をカットして移植することがある。

―か行―

顎関節症（がくかんせつしょう）

顎の開閉の際、顎関節や咀嚼筋が痛んだり、雑音がしたり、重症になると口を大きく開けられなくなったりするなど顎運動異常などを主な症状とする慢性疾患群の総括的な診断名。悪い噛み合わせや食いしばりや歯ぎしり、ストレスなど複数の原因が積み重なって発症するといわれている。

仮骨延長（かこつえんちょう）
骨移植および骨補填材などを用いることなく、専用の器具を用いて垂直的に骨を増生（延長）させる方法。

仮歯（かりば）
正式な人工歯が入るまで、仮につけておくプラスチックの歯。テック（TEK）ともいう。

義歯（ぎし）
入れ歯のこと。残存歯がある場合の局部義歯（部分入れ歯）と、すべての歯がない場合の総義歯がある。デンチャーともいう。

局所麻酔（きょくしょますい）
局部麻酔ともいう。手術などの際、局所（身体の一部）の知覚を消失、または鈍麻させる。歯科治療においては、歯ぐきに麻酔をして治療を行う。

クラウン
虫歯治療などで歯を大きく削ったときに用いられる金属やセラミックの被せ物。多くの種類があり、歯の種類や欠損の部位、患者の希望などにより使い分けられる。

クラスプ
入れ歯の留め金。隣り合った歯に引っかけて入れ歯を安定させるもの。

クラック
歯や修復物に入ったヒビ。

咬合採得（こうごうさいとく）
入れ歯や被せ物を作る際、上下の噛み合わせの位置関係を決めること。

咬合調整（こうごうちょうせい）
噛み合わせのバランスが悪く特定の歯に必要以上の負担がかかり、歯周組織にダメージを与えている場合、歯を少しずつ削って噛み合わせを調整すること。

骨移植（こついしょく）

インプラント治療においては、埋入部分の骨が不足している場合、骨の量を増大させる方法として行われる。移植する骨は自家骨や骨補填材が使用され、自家骨移植の際は下顎枝部・オトガイ部、上下顎臼後部等から採取される。別名ボーン・グラフト。

骨吸収（こつきゅうしゅう）

骨破壊作用に起因する骨の喪失。破骨細胞によって弾力や固さを失ってしまった古い骨が分解されて壊されていくこと。

骨形成（こつけいせい）

新しく骨が造られること。

骨造成（こつぞうせい）

インプラント埋入部分の骨が不足している場合、その部位の骨を増やすこと。従来、行われている骨造成の方法としては、骨の自家骨移植、GBR法などがある。

根管治療（こんかんちりょう）

虫歯が進み歯髄が死んでしまった場合に行う歯の根の治療。

根充（こんじゅう）

歯の根の治療の際、歯髄などを取り除いてきれいになった歯の根の中に細菌などが入らないように栓をする処置。

根尖病巣（こんせんびょうそう）

虫歯が歯髄まで感染し、根尖（歯の根の先）に膿が溜まった袋ができること。

―さ行―

サージカルステント

インプラント手術の際、インプラント体を埋め込む位置を確認するために使われる口腔内に装着する透明樹脂のテンプレート。

サイナス
上顎洞、副鼻腔。上顎骨の鼻の横にある大きな空洞。

サイナスリフト
上顎洞底挙上術のこと。上顎と上顎洞の間に、インプラント体を埋入するための骨の量が不足している場合に、移植骨や骨補填材によって上顎洞の底部を押し上げて骨造成する治療方法。

CTスキャン（シーティースキャン）
Computerized Tomography。コンピュータ断層撮影法のこと。エックス線とコンピュータを使って、検査を行いたい場所（身体）を撮影し、輪切りの断層画像として観察、診断する装置、技術のこと。

歯冠（しかん）
歯肉から出た部分。

歯頸部（しけいぶ）
歯と歯肉の境目。

歯垢（しこう）
歯の表面に付着する白く柔らかい沈殿物。口の中の食べかすや糖分をエサに繁殖した細菌の固まりで、長期間経過すると歯石になる。歯垢、歯石は放っておくと虫歯や歯周病の原因となるほか、硫黄酸化物や酸を発生させて口臭の原因にもなる。歯垢は歯磨きである程度は落とすことができる。別名プラーク。

歯根（しこん）
歯の根にあたる部分。歯根と歯槽骨（顎の骨）とは歯根膜という繊維状の組織によって結び付けられている。

歯根膜（しこんまく）
歯根と歯槽骨（顎の骨）とをつなぐ弾力性に富む組織。咀嚼時にかかる衝撃や圧力をクッションのように緩和するほか、髪の毛1本の細さも感知する敏感なセンサーの働きもする。

歯周病（ししゅうびょう）
歯肉や歯を支えている骨などが溶けて最終的には歯を失ってしまう病気。歯の周囲に付着した歯垢が歯と歯肉の隙間に入り込み、歯垢の中のバクテリアが出す毒素が歯周組織に炎症を起こす。進行すると、歯を支えている骨（歯槽骨＝顎の骨）が溶けて、膿が出たり、歯がぐらついてきて、最後には抜けてしまう。歯周病を患うと、特有の口臭が発生する。

歯槽骨（しそうこつ）
歯を支えている骨。ただし、歯槽骨という独立した部位はなく、顎の骨のこと。「歯槽」とは、歯を入れ置く槽という意味。

歯肉炎（しにくえん）
歯肉（歯ぐき）が赤く炎症を起こし、腫れた状態。歯磨き中に出血したりする。この段階であればロ腔内をクリーニングし、毎日丁寧にブラッシングすれば完全に治癒する。

シュナイダー膜（まく）
上顎洞と歯槽骨の間にある粘膜。

床（しょう）
入れ歯の土台。板状の部分。

笑気麻酔（しょうきますい）
笑気（低濃度の過酸化窒素）を酸素と結合して鼻から吸入し、治療の際の緊張感や不安感を和らげる治療法。

GBR法
骨誘導再生法。欠損した骨組織を再生させる方法。

GTR法
歯周組織誘導再生法。歯槽骨や歯根膜が破壊された範囲を専用の特殊な膜で覆い再生させる方法。

上顎洞（じょうがくどう）

鼻の左右両側に位置する副鼻腔の一つで大きな空洞。サイナス参照。

上部構造（じょうぶこうぞう）

インプラント体の上にかぶせる人工歯のこと。

静脈内鎮静法（じょうみゃくないちんせいほう）

静脈内点滴で鎮静剤を少量投与することにより、緊張感や不安感、恐怖感をなくす方法。全身麻酔と異なり完全に意識を消失せず、回復が早いのが特徴。

人工歯（じんこうし）

インプラント体の上にかぶせる人工の歯。上部構造。

スケーリング

歯石を除去すること。

セラミッククラウン

陶材でできた被せ物。セラミックとは耐久性と強度に優れた陶材で、金属アレルギーの心配がいらないというメリットを持つ。色調を調節することができるので他の歯の色と合わせることも可能で美容歯科・審美歯科でよく使われている。

ソケットリフト

特殊な器具を用いて上顎洞の底部を押し上げてインプラントを埋入するための骨量を確保する技術のこと。

―た行―

チタン

軽くて強度があり、耐食性に富む金属。人体との親和性が高く、金属アレルギーを起こさない。インプラント体や義歯の材料等に使われるほか、ペースメーカー、骨折時の治療にチタンボルトなどで使われている。

―な行―

ナイトガード

歯ぎしりによる顎関節や歯への負担を防ぐために睡眠時に着けるマウスピース。

―は行―

PMTC

Professional Mechanical Tooth Cleaning の略称で、歯科医が行う口腔内クリーニングのこと。普段のブラッシングでは取れない汚れや歯石等を専門的な器械を使って徹底的に落とし、口腔内の清掃を行うこと。定期的に行うことで口の中を常に良好に保つことができ、虫歯や歯周病の抑制に効果的である。

ビスフォスフォネート製剤（せいざい）

破骨細胞の活動を阻害し、骨の吸収を防ぐ医薬品。抜歯などの治療を受けた後に、顎の骨の炎症や歯が抜けるなどの症状が見られることがあるため、歯科医院を受診するときには、必ず「ビスフォスフォネート製剤を内服している」と伝えること。

フィクスチャー

インプラントの顎の骨に埋め込む部分。人工歯根。インプラント体。

プラークコントロール

歯の汚れ・歯垢などの除去をして口の中を清潔に保つこと。

フラップレスインプラント

切開、剥離を行わずインプラント治療を行う方法。ドリルで必要な最小の穴を歯肉に開ける治療で、痛みも腫れも少なく、手術時間も短縮できる。

ブリッジ

架橋義歯。欠損部分を補う固定式の補綴物。失った歯の両隣の歯を削って、全体にワンピースの金属冠をかぶせて完成する。支えている歯に負担がかかりやすい。

補綴物（ほてつぶつ）

歯を削った部分や失った部分を補う技工物のこと。詰め物や金属冠などの被せ物、義歯などの総称。

―ま行―

無歯顎（むしがく）

全く歯がない顎の状態。

滅菌（めっきん）

微生物を殺菌または除外することで無菌の状態にすること。歯科医院でも専用機器を使用して器具などの滅菌を行って治療にあたっている。

―ら行―

リコール

歯科医院が患者を呼び戻すこと。治療が中断したままの患者や定期メインテナンスが必要な患者に連絡をすること。

リッジエクスパンジョン

スプリットクレスト法ともいう。歯槽骨頂分割術。インプラント体を埋め込む骨幅が不足している場合に骨を広げる方法。

覚本貴仁　KAKUMOTO Takahito

歯科医師。2013年東京歯科大学卒業、2020年NYUCD（ニューヨーク大学歯学部）インプラント科プログラム修了。「患者さんが笑顔になれる歯科治療」をモットーに日々現場で邁進している。
ICOI（国際口腔インプラント学会）認定医、AO（アメリカインプラント学会）会員、日本口腔インプラント学会会員、日本歯科放射線学会准認定医、インプラント再建歯学研究会会員、スタディグループ歯想会理事。

最新インプラント治療
最先端の歯科治療を安全に受けるために

2021年2月1日　初版第1刷発行

著者　**覚本貴仁**
発行人　**阿部秀一**
発行所　**阿部出版株式会社**
〒153-0051
東京都目黒区上目黒4-30-12
TEL：03-3715-2036
FAX：03-3719-2331
http://www.abepublishing.co.jp
印刷・製本　**アベイズム株式会社**

ISBN978-4-87242-671-7　C0047